CÉPHALALGIE

ET

MASSAGE

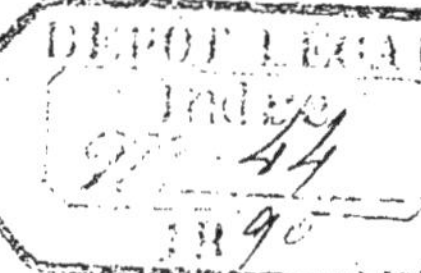

PAR

Le Dr G. NORSTRÖM

PARIS

CHEZ LECROSNIER ET BABÉ

PLACE DE L'ÉCOLE-DE-MÉDECINE, 23

1890

Châteauroux. — Typographie et Stéréotypie A. MAJESTÉ.

CÉPHALALGIE

ET

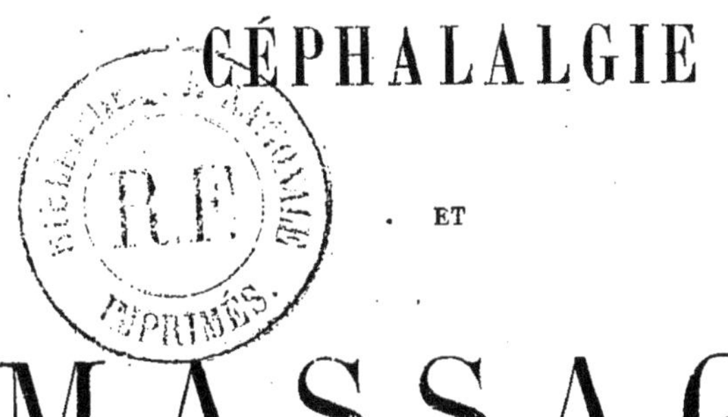

MASSAGE

PAR

Le Dr G. NORSTRÖM

PARIS
CHEZ LECROSNIER ET BABÉ
PLACE DE L'ÉCOLE-DE-MÉDECINE, 23

1890

CÉPHALALGIE

ET

MASSAGE

Au mois d'avril 1885 je publiais un premier travail sur le traitement de la migraine par le massage. Dans cet opuscule renfermant trente-six observations dont la plupart m'étaient personnelles, dont les autres étaient empruntées à Henschen, Wretlind, etc., je m'efforçais de démontrer que beaucoup de céphalalgies réunies d'habitude sous un même nom générique étaient des névralgies secondaires parties des foyers d'inflammation chronique des muscles du cou, siégeant, le plus souvent, au niveau de leur insertion, mais parfois aussi dans leur corps. Je rappelai, pour rendre ma démonstration plus décisive, que des affections douloureuses de différentes régions n'ont pas d'autre mécanisme ; je rappelai des observations de sciatiques datant de plusieurs années, qu'on avait guéries en faisant disparaître par le massage, des indurations des muscles fessiers ou pelvi-trochantériens. Les mêmes circonstances s'étaient produites à propos des migraines ; les souffrances étaient atroces, irrégulièrement localisées, sujettes à des exacerbations que rien ne pouvait faire prévoir; à des accès à périodicité irrégulière, comme ceux de la plupart des névralgies. Le massage des insertions crâniennes ou du corps charnu du trapèze, du sterno-cléido-mastoïdien poursuivi pendant un temps suffisant faisait disparaître ces indurations, la névralgie était guérie. J'avais donc raison d'ajouter aux variétés de migraine déjà décrites, une migraine d'origine inflammatoire et musculaire et de proposer contre elle un traitement curatif et causal s'il en fut.

Mon travail fut apprécié de différentes façons; les uns se bornèrent à donner le titre en le faisant suivre d'un gros point d'interrogation ou d'exclamation ce qui était incontestablement spirituel; un critique me fit remarquer que le sang du cerveau lui venait du cœur et non de la périphérie, comme je l'avais écrit. J'étais édifié à cet égard depuis longtemps, mais comme je citais Galien j'étais obligé de répéter ce qu'il avait dit. A côté de ces remarques, d'autres plus sérieuses s'en prenaient à mes théories elles-mêmes; on ne discutait pas les faits que j'apportais, on voulait bien admettre la réalité des résultats annoncés mais on me reprochait d'avoir parlé de la migraine dans mon titre et d'avoir donné des observations de céphalalgies, qui n'avaient rien de commun avec elle ; ce reproche était le plus fondé de tous.

Bien des malades, au moment où ils s'étaient adressés à moi pour la première fois s'étaient exprimés de la sorte : « Depuis des années j'ai des migraines atroces ; j'ai tout fait sans obtenir du soulagement. Mon médecin me dit que le mal s'usera avec les années, en attendant je souffre le martyre. Après tant de médications, une de plus n'est pas une affaire et je me remets entre vos mains en désespoir de cause. » Lorsque j'insistais pour savoir quelle considération les avait amenées à réclamer le massage, j'apprenais qu'ils avaient entendu dire à un de leurs voisins ou de leurs amis que ce procédé lui avait procuré une guérison ou une amélioration sérieuse et qu'ils s'étaient décidés à y recourir eux-mêmes.

En parlant de migraine, je prenais l'expression des malades, mais ceux-ci ne sont pas nécessairement nosographes et j'avais si bien senti moi-même que le terme employé renfermait un certain degré d'impropriété, que je l'avais remplacée dans mes observations par céphalalgie, en indiquant, dans des mentions connexes, les gros caractères de la douleur.

Je ne tiens donc pas au mot migraine, j'y tiens si peu que je vais tâcher de montrer ce qu'entendent, aujourd'hui par là les pathologistes et placer en regard les phénomènes notés dans les observations nouvelles que je publie; ce sera le meilleur moyen de mettre le lecteur à même de juger si ce sont des migraines telles qu'il les entend ou si c'est autre chose.

Ce n'est point uniquement pour donner quelques faits inédits que je publie ce travail. La première fois je voulais montrer la relation de causalité existant entre les indurations musculaires cervicales et les douleurs céphaliques; montrer qu'avec un traitement méthodique on pouvait tout guérir. Je crois avoir atteint mon but, mais lorsqu'il est bien prouvé qu'une médication est légitime, tout n'est pas dit par rapport à elle. Je n'ai jamais soutenu cette théorie excessive que les céphalalgies extra-crâniennes étaient nécessairement d'origine musculaire; que toutes les myosites chroniques limitées du cou produisaient des douleurs paroxystiques à forme migraineuse; que lorsque les deux indications sont réalisées on réussit toujours par mon procédé à en avoir raison; que le massage est une médication infaillible dont l'application ne comporte aucune contre-indication, aucune chance d'insuccès; si j'avais dit cela, j'aurais commis de graves erreurs. Si convaincu que l'on soit, on ne peut jamais raisonner ainsi; l'expérience ouvrirait vite les yeux et montrerait que si la foi a pu suffire autrefois à transporter des montagnes, elle ne suffit pas toujours à guérir.

Les insuccès ont leur enseignement : ils obligent à revenir en arrière, à scruter plus minutieusement les particularités, à chercher pourquoi ce qui a si vite et si complètement soulagé une personne n'a rien donné chez une autre. Quand on a fait un certain nombre de fois ce petit travail, on est parfaitement préparé pour se tenir à égale distance de la confiance aveugle et du découragement ; à mettre à leur place l'expérience raisonnée, c'est ce que je me propose de faire dans ma brochure actuelle.

§ 1er. — Céphalalgies traitées par le massage. Leur comparaison avec la migraine. Ce qu'on entend aujourd'hui par ce mot. Dix observations de céphalalgies de différents types; leur analyse.

J'aurais bonne envie de dire à ceux qui m'ont reproché d'avoir confondu, avec la migraine, des maux de tête qui en diffèrent aussi bien au point de vue clinique qu'au point de vue pathogénique. « Je reconnais la valeur de votre objection et je ne demande pas mieux que d'en tenir compte, mais donnez-moi des éléments de comparaison, donnez-moi le signalement exact de la vraie migraine ; cela me dispensera de faire perdre le temps du malade et le mien si le massage ne peut rien contre elle. » Il est probable que l'interlocuteur auquel je tiendrais ce raisonnement serait embarrassé pour me répondre. « Un obstacle s'oppose à l'étude de ces affections dépourvues de contrôle objectif et qui se résument dans des sensations presque intraduisibles : comment les définir ? Qu'est-ce que la migraine, non pas dans son essence, mais dans sa phénoménologie, et comment la distinguer de tant de céphalalgies avec lesquelles elle entretient d'apparentes affinités ? » Ainsi s'exprimait Lasègue, en 1873. Les difficultés dont il parlait n'étaient nullement propres à ce temps et n'ont pas été aplanies. J'ai entre les mains un petit livre sur la migraine, publié, il y a trois ans, et couronné par l'Académie de médecine [1]. L'auteur a fait tout ce qu'il a pu pour ôter à son travail un cachet personnel ; c'est un rapport méthodique très précis, sur l'état de la science au moment où il fut écrit. Malgré la clarté apportée dans l'exposé et dans les discussions, il est facile de s'apercevoir que le tableau de la migraine n'est point aussi net que quelques-uns le voudraient ; que la caractéristique clinique n'est pas précisément donnée.

Le complexus symptomatique, décrit sous ce nom, comprend :

1° Une douleur crânienne dont le siège précis et les caractères objectifs changent d'un individu à un autre ;

1. Thomas, *La migraine*. Delahaye et Lecrosnier, 1887.

2° Des troubles gastro-intestinaux fréquents mais non indispensables pour constituer la maladie;

3° Des phénomènes objectifs dont le plus remarquable est la rougeur ou la pâleur de la face;

Tout cela se présente à la fois ou accidentellement, sous forme d'accès. Les accès reviennent irrégulièrement; s'il y en a plus d'un par semaine ou moins de deux par mois, ce n'est plus la migraine. Telle est, à grands traits, l'esquisse du tableau morbide. Ajoutons-y des des couleurs plus ou moins vives empruntées aux descriptions des malades; l'étude des phénomènes accessoires tels que les irrégularités du début, les troubles de l'idéation, de la phonation, de la respiration, de la menstruation, et nous aurons une liste complète de ce que l'on décrit dans tous les livres de pathologie. On ne s'entend pas même sur le nom. « Le mot migraine, dit M. Thomas, nous vient en droite ligne de Galien. » Les Allemands ont préféré lui garder sa forme originelle et disent hemicrania, ce qui est fâcheux, car on laisse entendre par là que la douleur se localise à une des moitiés du crâne lorsqu'elle s'étend si souvent aux deux.

Trouve-t-on plus d'unanimité à propos de la pathogénie? On n'a qu'à lire le chapitre du livre en question pour être édifié : il y a des théories séduisantes; des plaidoyers chaleureux ont été écrits en faveur de l'une ou de l'autre. M. Thomas les a longuement méditées, franchement exposées. On pourrait croire qu'il se rallie à chacune d'elles ; mais, quand il arrive à l'appréciation critique, les invraisemblances s'accumulent, les contradictions sautent aux yeux, et, de tout cet échafaudage, il ne reste que des hypothèses sans preuves ; l'analyse est souvent cruelle.

Après avoir tout discuté, tout mesuré, l'auteur arrive, par exclusion, à former une opinion d'attente si timide, si dubitatrice, qu'il est bien difficile de s'inscrire en faux contre elle. « Les probabilités sont en faveur d'une névralgie siégeant primitivement sur un rameau déterminé du trijumeau. L'irritation se propage ultérieurement aux fibres du sympathique et peut-être à la substance cérébrale. Des causes multiples peuvent amener l'accès des causes constitutionnelles, le rhumatisme et la goutte, en particulier, préparent le terrain. Quelles modifications ont-elles imprimées aux éléments nerveux ? Nous ne saurions le dire. »

Est-ce donc là cette névrose classique à symptômes éclatants qu'on nous a reproché d'avoir méconnue ?

Un auteur impartial a le courage d'aller au fond des choses et de les examiner sans idée préconçue ; il arrive à cette idée d'une névralgie déterminée dont les accès s'aggravent et se transforment à mesure qu'on s'éloigne du début. M. Lasègue disait qu'il était à peu près impossible de fixer la phénoménologie de la migraine ; M. Thomas n'est pas loin de dire qu'il n'existe pas de migraine.

Nous n'essayerons point de prendre corps à corps ces difficultés et de régler ce que la nature elle-même n'a pas déterminé ; nous ignorons si, dans les ouvrages de pathologie de l'avenir, il arrivera pour ce complexus symptomatique ce qui est arrivé pour l'apoplexie, pour l'hémiplégie, c'est-à-dire si l'on étudiera simplement comme un symptôme, ce qui était décrit auparavant comme une maladie ; cette éventualité me préoccupe peu.

Je donne ici dix des cas que j'ai eu l'occasion de traiter par le massage, ils me suffiront car, n'ayant pas l'intention de faire un long mémoire, je n'ai pas essayé de réunir les éléments d'une statistique. Je décrirai les céphalalgies telles qu'on me les a accusées ; mes lecteurs pourront les appeler comme bon leur semblera. L'important c'est que, si par hasard des malades présentent des accidents analogues à ceux que je relate, ils se souviennent que souvent, dans ces cas, il y a des petits foyers d'inflammation de la nuque, et que si ceux-ci viennent à disparaître, les douleurs ont des chances de disparaître aussi.

Un mot d'abord sur les malades :

Il y avait parmi eux :

4 hommes et 6 femmes.

Les premiers étaient âgés de 55, 50, 40 et 34 ans; les seconds de 55, 23, 27, 28, 26, 28 ans. Voici ce que l'interrogation nous a appris sur les antécédents et le début de la céphalalgie :

1° Une femme de 47 ans avait eu des douleurs rhumatoïdes à différentes reprises ; elle avait commencé à souffrir de la tête à l'âge de 8 ans (?). Pendant les dernières années de l'enfance et l'adolescence, les douleurs, habituellement sourdes et gravatives, s'étaient surtout montrées à la suite d'un travail cérébral continu.

2° Chez un homme de 50 ans, tout commence à 35; les crises, peu violentes au début, ne prirent que plus tard le caractère paroxystique.

3° Chez une jeune fille de 23 ans, la douleur a commencé à l'âge de 20 ans ; au début, c'était une céphalalgie gravative limitée à la région frontale gauche ; plus tard, dans le cours d'une traversée difficile de Suède en France, elle eut une exaspération très sérieuse et qui dura 14 jours.

4° Une dame de 27 ans a commencé à souffrir à l'âge de 15 ans ; la douleur, d'abord exclusivement frontale, s'est étendue plus tard à la nuque, des deux côtés.

5° La douleur date de 12 ans chez une femme de 28 ans.

6° Chez une autre âgée de 26 ans, elle se montra vers la vingtième année, augmenta peu à peu et devient très vive plus tard.

7° Une femme de 40 ans a des céphalalgies depuis 16 ans ; elles ont débuté en même temps que d'autres phénomènes d'anémie et de faiblesse généralisée.

8° Enfin, chez un homme de 50 ans, les douleurs de tête ne dataient que d'un an.

9° Elles dataient de 3 chez une jeune femme de 28 ans, très légèrement prise au début, mais actuellement tourmentée violemment.

Cette analyse suffit pour démontrer que, dans ces cas, le sexe ni l'âge n'ont constitué une prédisposition évidente ; que les céphalalgies en question s'observent à toutes les époques de la vie ; qu'il n'existe aucune régularité dans leur marche et leur mode de développement ; tantôt elles sont notablement plus intenses au début qu'elles ne le seront plus tard ; d'autres fois c'est le contraire, le mal est d'abord supportable, c'est une sensation désagréable de pesanteur, une gêne plutôt qu'une douleur proprement dite ; dans la suite, le mal prend le caractère paroxystique et les accès se montrent. On n'est donc nullement autorisé à prêcher la résignation aux patients en leur promettant que la névrose s'usera avec le temps ; elle a autant de chances de s'aggraver qu'elle en a de diminuer.

Sur nos 10 malades, 9 se plaignaient presque exclusivement des accès, et 4 seulement parmi eux éprouvaient, dans leur intervalle, des phénomènes assez pénibles pour qu'ils leur accordassent quelque attention. Un seul n'avait pas d'accès, mais une douleur continue localisée, tantôt plus forte, tantôt moins forte. Comme il venait de Biarritz, à l'époque où je le vis pour la première fois, il me déclarait que, tant qu'il était sur le bord de la mer, il avait constamment mal à la tête. Contrairement à ce qui arrive d'habitude, si ses affaires l'appelaient à Paris, il ne sentait la douleur ni pendant le voyage, ni tant qu'il était occupé. A peine était-il revenu à Biarritz qu'il était repris ; c'était toujours la même chose : il éprouvait le matin, peu après s'être levé, une tension très pénible qui commençait à la nuque et s'irradiait au cuir chevelu ; il ne peut dire au juste en quel endroit il souffrait le plus. Comme ce malade avait entendu parler d'une personne dont le mal de tête avait été guéri par le massage, il eut l'idée de le pratiquer lui-même à ce niveau ; il s'aperçut qu'en effet il y avait, au-dessous des bosses occipitales, de petites surfaces bien limitées un peu plus dures et un peu plus sensibles qu'ailleurs ; les frictions le soulagèrent un peu, mais, en fin de compte, il préféra s'adresser à moi parce que la céphalalgie s'étendait et devenait plus forte. Ce malade, qui est fort intelligent, ne parlait pas de migraine ; son médecin n'en avait pas parlé davantage, mais plutôt de rhumatisme du cuir chevelu.

Ce diagnostic était en partie exact, mais le point de départ des accidents était dans le muscle splénius, comme on pourra le voir à la lecture de l'observation qui va suivre.

Observation I

Céphalalgie continue remontant à un an. — Induration du splénius droit. — Sensibilité correspondant à l'insertion crânienne du trapèze. — Empâtement du cuir chevelu. — Pas de sensibilité à la pression sur le trajet du sus-orbitaire et du petit occipital. — Massage. — Guérison.

M. D..., 50 ans, que j'ai eu l'occasion de traiter à plusieurs reprises pour des accidents de nature rhumatoïde et de différent siège, fut pris, pour la première fois, de céphalalgie, pendant son séjour à Biarritz, dans le cours de l'année dernière. La douleur, qui n'occupe que le côté droit de la tête, s'irradie dans la région sus-orbitaire du même côté. Rien dans l'orbite, ni à la nuque. Cette douleur est aiguë, mais supportable. Elle est constante, sauf les jours où le malade est obligé de venir, pour affaires, à Paris. Elle débute le matin, peu de temps après que le malade s'est levé, mais elle ne continue pas la nuit. La fille de ce malade ayant été guérie par le massage d'une migraine qui datait de plusieurs années et tenait à la présence d'indurations musculaires dans la région de la nuque, il chercha lui-même si les douleurs céphaliques n'auraient pas la même origine, et découvrit, derrière l'oreille droite, un point plus sensible à la pression que le reste du cou. Les frictions faites à ce niveau semblent le soulager un peu. Depuis sa rentrée à Paris, il éprouve tous les jours la même douleur qu'à Biarritz. Je suis appelé près de lui au mois de novembre. Je trouve, sans difficulté, une induration du volume d'une noix, dans le splénius droit au voisinage de l'émergence crânienne du nerf petit occipital ; un peu d'empâtement du cuir chevelu dans le voisinage. Rien dans la région occipitale. Pas de sensibilité à la pression sur le trajet des nerfs sus-orbitaire et petit occipital.

A gauche et près de son insertion crânienne, le trapèze est le siège d'une phlegmasie commençante. La pression est peu douloureuse. Après une seule séance de massage à ce niveau on réussit à faire disparaître, pour plusieurs jours, la douleur. Au bout de huit jours elle reparaît beaucoup plus faible qu'auparavant et dure trois jours. Guérison complète après quatre semaines de massage. Rien dans la tête pendant quatorze jours. Les foyers d'induration musculaire et d'infiltration du cuir chevelu ont disparu.

Dans les trois mois qui ont suivi il n'y a eu aucune récidive.

Chez tous les autres malades il y avait un caractère commun : l'exacerbation accidentelle, ou l'apparition inattendue de la douleur sous forme de crise. Presque tous ceux-là avaient été regardés comme des migraineux invétérés. Il s'en faut de beaucoup pourtant que les accès ressemblassent à ceux dont nous avons présenté un résumé : il y en avait de plusieurs espèces et de plusieurs formes selon les individus ; un homme de 50 ans, affecté depuis 15 ans, en avait de trois types différents :

1° Des accès fulgurants ; c'étaient ceux qui l'inquiétaient le plus. La douleur débutait brusquement, à n'importe quel moment de la journée, dans la région occipitale et du côté droit ; en quelques minutes, elle avait gagné tout le cuir chevelu, puis la région orbito-frontale, où elle avait son maximum, celle-ci était encore le siège d'une douleur diffuse longtemps après la fin de l'accès. Ces crises duraient quarante-huit heures ; elles étaient assez violentes pour rendre tout travail impossible, mais elles ne s'accompagnaient ni de vomissements ni de changements de couleur de la face.

2° Dans leur intervalle et surtout au moment des saisons froides, vers la fin de l'automne, pendant l'hiver et le commencement du printemps, survenaient les accès du second type ; ils ressemblaient un peu plus que les précédents aux paroxysmes ordinaires de la migraine. Le matin, le malade accusait un peu de pesanteur de tête, puis la douleur partant de la région occipitale, augmentait peu à peu, atteignait son maximum vers le soir. Avec les premières, le sommeil était impossible ; celles-ci ne produisaient pas d'insomnie et le lendemain matin elles étaient passées, tant qu'elles duraient, le visage était rouge, le pouls fort.

3° La troisième douleur, moins fréquente et plus régulière que les précédentes ne se produisait guère que sous l'influence d'un courant d'air froid ; elle restait localisée dans la région temporale droite.

La forme même de ces crises, les causes qui provoquaient celles des deux dernières espèces, suffiraient pour faire songer au rhumatisme. Ce cas était, du reste, complexe comme on peut le voir à la lecture de l'observation ; il y avait des altérations palpables de différents côtés et il est probable que l'insultus générateur de la crise ne partait pas toujours du même point.

Observation II

Céphalalgies datant de quinze ans. — Deux espèces d'accès, les uns très violents, les autres plus tolérables. — Indurations musculaires de différents sièges. — Tuméfaction et douleur des ganglions cervicaux du grand sympathique, — Massage. — Guérison.

M. T..., de la République argentine, âgé de 50 ans, se présentait à ma consultation le 2 octobre 1887. Depuis 15 ans il souffre de violents maux de tête pour lesquels on a fait de nombreuses piqûres à la morphine dont il est possible de voir les traces sur le bras droit. Ce malade a vu presque tous les médecins en renom de l'Europe et de l'Amérique ; de nombreuses opinions ont été émises sur la nature de son mal ; aucune n'a été confirmée par le résultat des traitements institués en conséquence. On a cru à la congestion ou à l'anémie cérébrale ; au rhumatisme du cuir chevelu, à une névrose générale à localisation céphalique; à une névralgie réflexe ayant l'estomac pour point de départ. Aucun des traitements essayés n'a produit autre chose qu'un soulagement temporaire et de courte durée. L'électricité, l'hydrothérapie, les cures d'air, le séjour aux stations balnéaires, le régime de Schrott, la quinine, l'aconitine, le gelsemium, la caféine, le bromure de potassium, le nitrite d'amyle, l'antipyrine ont été tour à tour essayés sans résultat ou avec un résultat insignifiant. Il n'y a guère que les injections de morphine qui aient réussi, et encore on a dû augmenter les doses à un tel point qu'on a fini par provoquer des accidents d'intoxication. Le malade est d'autant plus désespéré qu'il considère sa névrose comme héréditaire: sa mère, son père, sa sœur ont eu des névralgies du même siège et d'intensité analogue.

Dès le début les crises étaient pénibles, mais depuis quelques années, elles sont devenues presque insupportables. Aujourd'hui, les douleurs s'étendent à toute la tête. Il y en a de différents caractères : les unes se développant avec la rapidité de l'éclair en quelques minutes sont généralisées. Elles débutent à droite, mais passent très vite à gauche. Ces douleurs ont le caractère franchement névralgique ; elles sont aiguës, lancinantes arrivent sans prodrome, à n'importe quel moment, le malade est parfois pris au milieu de la rue. Depuis 4 à 5 ans les accès se succèdent régulièrement à trois semaines d'intervalles. Ils durent 48 heures, il est rare qu'ils se prolongent plus longtemps. Le malade souffre le martyre pendant 24 heures, il mange ni ne dort ; c'est à ce moment qu'il réclame des injections de morphine. L'attaque est suivie d'un abattement profond et de troubles gastriques, mais ceux-ci tiennent probablement à l'absorption de la morphine. Toute la tête est prise, mais le maximum de la douleur correspond à la région orbito-frontale ; il reste le paroxysme fini, un endolorissement diffus de la tête mais plus marqué sur le trajet de nerfs.

Outre ces accès que le malade appelle ses grandes crises, il en existe d'autres qui alternent avec eux et semblent rhumatismaux. Ceux-ci sont plus fréquents, presque hebdomadaires pendant la saison froide. Moins violents que les premiers, ils ont lieu généralement le matin, augmentent d'intensité jusqu'au soir et passent du côté opposé à celui où ils ont débuté. Ces accidents continuent mais en s'affaiblissant peu à peu jusqu'au soir du lendemain. Ils n'empêchent pas le malade de dormir, ne sont pas assez violents pour qu'il réclame des piqûres de morphine. Toute la tête est prise, mais la sensation est surtout violente dans les tempes, la douleur est plus tolérable sur le front et plus marquée dans la moitié droite. Elle marche tout autrement que la première, celle-ci débute brusquement, la seconde, au contraire, est précédée d'une sensation de pesanteur qui se propage petit à petit soit du côté de la nuque, soit vers la tempe pour envahir toute la tête dans un laps de plusieurs heures ; l'augmentation d'intensité suit la même gradation. Pendant ces attaques, la figure devient rouge, le pouls est accéléré ; les préparations de quinine ne produisent aucun effet.

Enfin une troisième variété de douleurs, isolée et différente des précédentes ne comprend que la région temporale du côté droit. Elle se produit très vite sous l'influence d'un courant d'air froid, qui frappe directement la région. Elle reste bien localisée, mais ne dure pas plus de 8 à 10 heures. Cette douleur est manifestement rhumatoïde.

Voici les altérations locales que je pus constater dans mes divers examens : du côté droit, derrière l'apophyse mastoïde, induration musculaire prononcée et volumineuse. Dans le trapèze, vers le milieu de la nuque, autre induration moins résistante et probablement plus récente. Quand on exerce une pression énergique à ce niveau, le malade accuse une violente douleur au sommet de la tête et au-dessus de l'orbite ; un ganglion lymphatique est tuméfié et douloureux à la pression.

Le ganglion cervical supérieur du grand sympathique également tuméfié est très douloureux à la pression ; lorsque celle-ci est un peu énergique, le malade se plaint soit de douleurs au sommet de la tête, soit d'une sensation de constriction épigastrique très pénible, soit de douleurs intra-vésicales. Le ganglion cervical moyen présente des altérations analogues ; il n'y en a presque pas sur le ganglion cervical inférieur. Sensibilité très marquée le long des nerfs sus-orbitaire et naso-ciliaire.

Du côté gauche, même induration presque symétriquement à l'insertion du sterno-mastoïdien.

Petit noyau résistant dans le corps d'un des scalènes ; résistance très marquée au niveau de son insertion sur l'omoplate.

Le ganglion cervical supérieur de ce côté présente la même tuméfaction et la même douleur à la pression que son congénère. Ces phénomènes sont beaucoup moins prononcés au niveau du ganglion cervical moyen. Sur le trajet du sus-orbitaire du côté droit, on sent un cordon dur, épais, résistant ; mêmes phénomènes quoique à un degré moins marqué du côté gauche.

Des deux côtés et surtout à droite, en avant les attaches supérieures des muscles temporaux sont extrêmement douloureuses à la pression. Cette douleur diffère de celle qu'on rencontre dans les autres régions. Elle est extrêmement vive; le malade dit qu'il souffre comme si l'on enfonçait un couteau dans la tête.

Sur ses instances, je commence le massage mais, je n'ose rien promettre à cause de l'intensité du mal et de l'étendue des lésions. Les premières séances sont très douloureuses mais le malade s'y habitue vite; au bout de trois semaines, le procédé est bien supporté. Toutes les parties intéressées sont massées successivement. Pendant les six premières semaines je n'obtins pas la plus légère amélioration.

Heureusement le malade persuadé que le massage finirait par lui être utile, découragé par la multiplicité des traitements qu'il avait en vain suivis jusqu'alors; persistait avec une rare énergie. Peu à peu il y eut des périodes d'amélioration suivies d'accidents absolument semblables à ceux qui avaient existé jusqu'alors. Puis ces accalmies deviennent plus longues, malheureusement les accès étaient toujours aussi pénibles que par le passé. Après deux mois et demi de traitement l'amélioration était manifeste; il n'y avait plus de grandes attaques à périodicité presque régulière, les autres étaient également plus rares et moins intenses; les douleurs restaient unilatérales et disparaissaient dans le cours de la journée. Pendant toute la durée du traitement il fut possible de prévoir l'arrivée prochaine des attaques d'après le degré de sensibilité des ganglions du sympathique et des indurations du muscle sterno-mastoïdien. Quand cette sensibilité était exagérée on pouvait prédire presque à coup sûr une crise pour le lendemain. Il fallut quatre mois de traitement pour que le malade put être considéré comme guéri. A ce moment, il déclarait n'avoir ressenti, seulement depuis trois semaines, une douleur fugace et très supportable dans la tempe droite et cela à la suite d'une exposition à un courant d'air froid.

On ne trouve plus rien du côté des ganglions du sympathique. Les altérations du sterno-cléido-mastoïdien furent plus rebelles que tout le reste; elles finissent pourtant par disparaître à la suite d'un massage très énergique. L'inflammation des régions temporales fut plus vite guérie; il y eut, comme nous l'avons vu, des récidives sérieuses dans le cours même du traitement. Persuadé que tout irait bien pendant l'été, mais craignant de nouvelles menaces aux approches de la saison froide, je l'engageai à venir me trouver à l'automne, si par hasard quelque chose lui faisait craindre un réveil des accès. Je ne l'ai pas revu, et j'ai appris qu'à son départ pour l'Amérique, au mois de décembre suivant, il allait très bien. (J'ai eu des nouvelles de ce malade par un de ses correspondants commerciaux, à Paris, au mois de mars 1890. « Il était fort rare, disait-il, qu'il éprouvât des maux de tête, et ceux qu'il avait étaient faibles et ne l'empêchaient pas de vaquer sans difficulté à ses travaux courants. »

Chez une autre malade âgée de 55 ans, il y avait quatre fois par mois des accès que l'on pourrait appeler redoublés ou géminés; ceux-ci ne présentaient plus les mêmes disparates et les mêmes irrégularités que dans le cas que nous venons de voir. Voici à peu près comment les choses se passaient : la malade était prise le matin comme dans la migraine classique; la douleur augmentait peu à peu jusqu'à midi, atteignait son maximum et gardait les mêmes caractères pendant 2 heures environ ; à partir de ce moment elle diminuait à tel point que vers le soir tout semblait fini. La malade n'était pas délivrée pour cela ; le lendemain, la crise recommençait à la même heure, presque de la même manière, suivait les mêmes phases. L'intensité de la douleur était la seule différence entre la crise de la veille et celle du lendemain. Dans les deux cas, le mal commençait à droite, aux régions pariétales, passait à gauche, puis se propageait aux tempes, au front, au pourtour des orbites ; les conjonctives elles-mêmes étaient touchées, car il y avait de la photophobie et du larmoiement. Ce qui constituait une ressemblance de plus avec les crises migraineuses traditionnelles, c'était l'existence à peu près constante de nausées accompagnant la céphalalgie ; la malade n'atténuait celle-ci que par l'application d'un bandeau très-serré.

Observation III

Céphalalgie datant de l'enfance. — Depuis quelques années paroxymes mensuels puis hebdomadaires semblables à des accès de migraine. — Indurations de la nuque correspondant à plusieurs insertions musculaires. — Sensibilité à la pression sur le trajet du sus-orbitaire. — Massage. — Guérison.

Madame C., 55 ans, Américaine, maigre, pâle, mais n'ayant jamais eu d'autre indisposition que des douleurs erratiques disséminées, vient me consulter à Ragatz dans le cours de l'été de l'année 1886, pour des douleurs de tête qu'elle éprouve depuis l'âge de 8 ans. De 8 à 10 ans les douleurs furent sourdes, gravatives, localisées à la région frontale; elles ne se produisaient qu'à la suite d'un travail intellectuel assidu et un peu prolongé. L'électricité méthodiquement appliquée à cette époque ne produisit qu'un soulagement passager. Elle attribua ces accidents à l'anémie, prit du fer, du quinquina, de l'arsenic sans avantage. Depuis ce moment, la céphalée a cessé d'être coutumière, mais elle a pris le caractère paroxystique aigu des accès migraineux. Il y a d'habitude une crise par mois, quelquefois davantage et elle dure deux jours. Pendant l'hiver de 1879-80, séjour dans le midi de la France, le mal semble plutôt aggravé. Elle avait espéré que la ménopause amènerait une diminution ou une cessation complète des douleurs, mais cet espoir a été complètement déçu : depuis la cessation définitive des règles, elle souffre plus que jamais. Au contraire, il y a 14 ans, dans le cours d'une grossesse, elle avait éprouvé une amélioration notable.

Le mois qui précéda l'époque à laquelle je vis pour la première fois cette malade, elle avait eu quatre attaques. Les périodes de répit n'avaient eu par ce fait qu'une durée insignifiante. La crise commence le matin, lorsqu'elle se lève, atteint son acmé vers midi, garde pendant deux heures et demie la même intensité, puis tout rentre dans le calme. Elle ne souffre pas la nuit et dort bien; à son réveil, le lendemain, les accidents se reproduisent dans le même ordre que la veille, mais elle souffre un peu moins; les douleurs sont sensiblement égales des deux côtés de la tête; c'est toujours à droite qu'elles commencent; n'éprouve rien vers la nuque. Tout débute vers le vertex, puis les propagations se font vers le front, les orbitres, les tempes. C'est à ce moment que la crise est à son acmé. Les yeux sont rouges et larmoyants, il y a de la photophobie; les paupières sont lourdes. Les moindres bruits sont insupportables; elle ne peut entendre une conversation ni même le bruit de pas dans une chambre voisine de celle où elle se trouve sans que ses souffrances soient exagérées dans des proportions considérables : pas de vomissements, mais nausées dans tout le cours de l'attaque. Elle est soulagée lorsqu'elle se met au lit et se serre fortement la tête à l'aide d'un mouchoir. Il y a une telle sensibilité du cuir chevelu qu'elle peut à peine supporter la pression de l'oreiller. A perdu une grande partie de ses cheveux; les douleurs ne sont pas modifiées en quoi que ce soit par le changement de climat ou de saison; souffre autant l'été que l'hiver. Les veilles prolongées, les émotions déprimantes, les troubles digestifs provoquent à peu près sûrement les crises. Elle en a surtout de très pénibles pendant les voyages en chemin de fer. Depuis plusieurs années elle vit forcément à l'écart, s'abstenant de toutes relations sociales. Elle a pris du bromure de potassium à plusieurs reprises, cette médication n'a produit qu'un mieux temporaire. Elle a eu recours à l'antipyrine : au début elle a eu un peu de soulagement, mais depuis plusieurs mois des doses mêmes élevées ne produisent plus rien. Lorsque je l'examine pour la première fois, je trouve une induration trés marquée dans le voisinage des attaches crâniennes du splénius du côté droit. Du même côté résistance très forte des deux sterno-mastoïdiens, un peu en arrière de leur attache à l'apophyse mastoïde; une d'elles est très sensible à la pression; la douleur provoquée par celle-ci s'irradie vers le vertex. Il existe également un foyer d'induration du côté gauche le long de l'attache du trapèze au crâne. Tuméfaction très étendue de la gaîne aponévrotique dans la région des protubérances occipitales; un peu de sensibilité sur le trajet du sus-orbitaire dans la région frontale droite.

Traitement par le massage que je fais porter sur les indurations signalées. La malade le supporte très bien et ne l'interrompt que pendant le temps que nécessite son retour à Paris. Au bout de 14 jours, il y avait déjà une amélioration sensible ; celle-ci ne fit que s'accroître et après un traitement de deux mois et demi, cette personne se déclarait tout à fait guérie. Elle n'avait pas eu d'accès, ni de céphalée depuis 14 jours, ce qui ne lui était peut-être jamais arrivé auparavant. Les indurations avaient complètement disparu.

J'ai revu Mme C., environ dix mois après la fin du traitement, elle était rose, fraîche, ne souffrait plus, et rien dans sa contenance ne rappelait l'air maladif d'autrefois. Pendant 6 à 7 mois, elle a été absolument bien ; mais depuis 3 mois, elle a de temps en temps un peu de céphalée. Ces accidents sont rares, et ne sont comparables, ni comme durée, ni comme intensité, à ce qu'ils étaient. Dans l'examen je trouve qu'un peu d'induration s'est reproduite vers l'insertion du sterno-cléido-mastoïdien. Elle a complètement disparu après 3 semaines de traitement. J'ai encore eu récemment de ses nouvelles par une de ses amies habitant Paris (octobre 1889); la guérison s'est maintenue ; elle peut sortir et aller dans le monde, et n'a que très rarement un peu de céphalée, si tolérable qu'elle n'y prête aucune attention.

Dans un autre cas dont nous parlons plus loin, l'accès durait également deux jours, il s'accompagnait de pâleur de la face ; il y a trente ans, on eût certainement dit qu'on avait affaire à une hémicrânie angioténique.

Il n'y a du reste peut-être pas deux cas dans lesquels les tableaux symptomatiques soient identiques ; une malade éprouve d'habitude une douleur aiguë d'un des côtés de la nuque ; au bout de quelques jours, cette douleur passe de l'autre, c'est une sorte d'avertissement que l'accès va venir.

Le lendemain matin, la tête est lourde ; plus on avance, plus cette sensation devient pénible, l'acmé est atteint dans l'après-midi, mais lorsque arrive le soir, la douleur continue. La malade souffre toute la nuit, comme dans le jour, sans pouvoir fermer les yeux ; elle a parfois des élancements tels qu'elle pousse des cris et des gémissements, et par suite d'un de ces paradoxes symptomatiques dont nous avons déjà vu des exemples, cette attaque, qui ressemble si peu à la migraine vulgaire, s'accompagne de vomissements et d'une parésie apparente du bras droit, que le malade lève avec une certaine difficulté (obs. IV).

Un autre cas présente un de ces complexus, qu'on désigne parfois sous le nom de migraine ophtalmique et qu'on voudrait détacher complètement de l'hémicrânie classique. La douleur débute dans la tempe droite, s'irradie jusqu'au fond de l'orbite, s'accompagne de photophobie et de larmoiement. Cette malade présente, elle aussi de petites et de grandes crises ; dans les petites, les phénomènes accessoires s'ajoutant à ceux que nous venons d'énumérer, ont peu d'importance ; mais, dans les grandes, il y a des douleurs violentes de la nuque, correspondant au point d'émergence du nerf petit occipital ; ces douleurs sont irrégulières, lancinantes, passent de droite à gauche ; le froid les exagère à tel point que pendant plusieurs jours la malade est obligée de s'entourer la tête de flanelle ; elles s'accompagnent d'autres également paroxystiques dans les reins et le bras droit (obs. V). Une personne de 26 ans est tourmentée, surtout par des douleurs intra-orbitaires. Au début, un point limité du front est pris ; plus tard, tout passe derrière le globe oculaire ; la malade dit très nettement qu'il lui semble qu'on perfore le fond de l'orbite avec une vrille ; la douleur est plus forte à gauche qu'à droite. Ici encore, il est bon de relever des bizarreries. La malade souffre dans le fond de l'orbite, un peu plus sur le front, elle a des bourdonnements d'oreille ; pendant ce temps la face et le cuir chevelu sont brûlants ; cette personne a vu tomber une partie de ses cheveux dans la région pariétale (obs. VI).

Mme C., âgée de 40 ans, a été affectée à 16 d'accidents chloro-anémiques ; ils lui ont laissé une céphalalgie à paroxysmes, qui n'a fait que s'accroître avec les années : elle parle de ses migraines, et l'expression n'est pas trop impropre. Voici comment évolue l'accès : il débute le matin, arrive à son acmé vers 4 heures de l'après-midi. Douleur mal localisée, face rouge, bouffie, pulsation des tempes (obs. VII). Chez un homme de 34 ans, tout consiste en une douleur frontale revenant de quinze en quinze jours (obs. VIII). Chez une femme de 28 ans, des espèces d'éclairs partant de la nuque, sillonnent la tête en tous sens, s'irradient jusqu'au rebord orbitaire, s'accompagnent de sensation de picotement, de conjonctives ; ces crises durent parfois 72 heures, elles sont particulièrement violentes au moment des poussées menstruelles. Tantôt le maximum est à la nuque, d'autres fois aux tempes, au vertex ; on pourra du reste voir dans les observations des mêmes, toutes les particularités que nous venons d'indiquer.

Observation IV

Céphalalgie remontant à l'enfance. — Accès se produisant sous différentes influences. Indurations musculaires à la nuque; Myosite de l'insertion supérieure du temporal. — Massage. — Guérison.

Madame M., 27 ans, Suédoise, s'adresse à moi au mois de mars 1888. Ses douleurs de tête remontent à une époque si éloignée, qu'elle n'en peut préciser le début ; elle a souffert dans la seconde enfance ; elle a souffert très souvent de 14 à 16 ans. Cette personne, qui exerce la profession de peintre, attribue ses maux de tête à ses occupations sédentaires, elle est en outre très anémique.

Au début, la douleur siégeait exclusivement dans la région frontale, mais peu à peu elle s'étendit à la nuque des deux côtés. D'habitude elle est sourde, mais de temps en temps elle prend un caractère aigu, lancinant. Depuis quelques années, la malade habite Paris; le mal s'est plutôt aggravé par le changement de milieu. Aujourd'hui, la douleur siège sur la nuque, d'un côté ou de l'autre; elle se propage en avant vers le front et les yeux, qui deviennent rouges et larmoyants; au bout de quelques jours, tout passe de l'autre côté.

Les changements de temps et particulièrement le brouillard, exercent une mauvaise influence. Va mieux l'été, sur le bord de la mer. Les séjours fréquents qu'elle est obligée de faire dans les musées, ne manquent jamais de provoquer des crises. Il lui est à peu près impossible, pour la même raison, d'aller au théâtre.

Lorsque, après avoir penché, sans y prendre garde, la tête un peu de côté, elle veut la redresser, elle sent dans la nuque une sorte de craquement. De temps en temps, il se produit derrière l'oreille une tuméfaction; de la chaleur et une sorte de pesanteur, ne tardent pas à se répandre derrière la tête.

Il lui est impossible de changer ses habitudes, de sortir le matin, par exemple, sans s'exposer à une poussée de céphalalgie. Celle-ci débute par de la pesanteur de tête, puis tout augmente graduellement et dans l'après-midi on est en pleine crise. Les accidents continuent une grande partie de la nuit; à la fin, la malade, complétement épuisée, tombe de fatigue et de sommeil; même alors elle éprouve une pénible sensation de malaise. Depuis quelques mois, elle a eu deux attaques par semaine. La douleur, toujours moins forte au début, présente le caractère pulsatile ; plus tard elle est lancinante. Pendant toute la durée de l'accès, éprouve des difficultés pour lever les bras, surtout le droit. De temps en temps, vomissements ; ceux-ci sont précédés d'une douleur assez violente, pour faire pousser des cris à la malade. Compresses froides, café, courants continus pendant cinq semaines ; après ce traitement, elle s'est sentie soulagée pendant deux mois ; mais la douleur n'a pas tardé à reparaître avec son ancienne intensité.

Derrière l'apophyse mastoïde, à droite, point douloureux à la pression. Il en existe un autre dans le trapèze (petite surface ellipsoïde, à peu près au milieu de la région de la nuque). A gauche, tuméfaction marquée au niveau des attaches crâniennes du splénius ou du trapèze. Dans la région temporale, douleur vive, correspondant à l'insertion crânienne du muscle temporal. Une douleur de même caractère existe du côté gauche, mais elle est notablement moindre. Rien sur le trajet du sus-orbitaire, ni des autres nerfs du crâne et de la face. Massage. Très mal supporté au début. Rentrée chez elle après la séance, la malade fut obligée de se mettre au lit, tant elle souffrait ; est très bien supporté après trois semaines de traitement. Dans le cours de celui-ci, il y a eu des améliorations suivies de rechutes et d'exacerbations. Au bout de 8 semaines, cesse de venir régulièrement, cependant l'amélioration continue de telle sorte que la malade se considère comme guérie. Je l'ai revue il y a 5 à 6 semaines, elle allait très bien.

OBSERVATION V

Céphalalgie datant de 12 ans. — Douleurs alternativement frontales et occipitales. — Indurations au niveau de plusieurs insertions musculaires. — Tuméfaction des ganglions sous-occipitaux. — Tuméfaction et douleurs correspondant aux ganglions cervicaux du grand sympathique. — Massage. — Guérison.

M. R., 28 ans, souffre depuis 12 ans de céphalalgies violentes, accompagnées depuis quelques années seulement de douleurs vagues dans les reins et le bras droit. La douleur de tête n'a pas changé de place depuis le début; elle a toujours son siège dans la tempe droite, et s'irradie dans l'orbite du même côté. Cette douleur est si violente, qu'elle ne laisse aucun repos au malade, même la nuit. Il lui semble qu'on lui triture l'œil, qui devient rouge et larmoyant. Pas de douleurs dans la région frontale. Parfois, lorsque la crise est plus forte, le malade éprouve une violente douleur dans la nuque, douleur très limitée et correspondant au point d'émergence du crâne du nerf petit occipital; cette dernière douleur est térébrante et ne se produit que quelque temps après la première; chaque crise dure peu, une heure ou deux, il y en a deux, jusqu'à trois, dans la journée; un peu moins dans la nuit. Dans l'intervalle des crises, la tête est lourde, la douleur est à peu près toujours à droite, il est rare qu'elle passe à gauche, et dans ce dernier cas, elle est très faible. Il semble au malade que la chaleur le soulage, de telle sorte que pendant l'accès, il s'entoure la tête de flanelle, qu'il serre fortement.

Pas de phénomènes dyspeptiques. Le vent, la pluie, le froid, l'approche de la neige, multiplient et aggravent les crises. Dans le cours de l'été, le malade ne souffre pas, mais aussitôt qu'arrivent les brouillards de l'automne, les douleurs les accompagnent. Parfois elles durent d'une manière continue plusieurs jours de suite. Depuis que le malade habite Paris (il y a peu de temps), la douleur a augmenté de fréquence et d'intensité. Elle s'accompagne aujourd'hui d'un sentiment très pénible de découragement et de dégoût de la vie.

Aconitine, quinine, antipyrine, fer, galvanisation du sympathique pendant trois mois. Cette médication seule a été suivie d'un résultat satisfaisant, mais très passager.

Actuellement, on trouve dans le splénius du côté droit, près de son insertion crânienne, une induration musculaire de la grosseur d'une amande, dont les limites sont très distinctes. Deux ganglions du voisinage sont tuméfiés, de même que la région mastoïdienne du même côté, qui est très sensible à la pression, correspondant aux attaches sterno-mastoïdiennes de ce côté. A ce niveau, la peau et le tissu cellulaire sous-cutané semblent un peu épaissis. Pas de sensibilité sur le sous-orbitaire. Tuméfaction et sensibilité très marquée au niveau des attaches du muscle temporal, surtout en avant. Le ganglion cervical moyen du sympathique est tuméfié et douloureux à la pression. A gauche, sensibilité à la pression, au niveau du ganglion cervical supérieur, un peu moindre au niveau du ganglion cervical moyen.

Massage douloureux; la pression sur l'induration musculaire de la nuque indiquée plus haut éveille dans le fond de l'orbite une sensation semblable à celle qui se produit dans les accès.

Après huit jours de traitement, les douleurs cessent et ne reviennent qu'au bout de 15 jours à 3 semaines, elles sont légères et ne durent qu'un jour ; pesanteur de tête plutôt que céphalalgie proprement dite. Massage très supportable, pendant la dernière période du traitement. Au bout de six semaines, guérison complète.

Les foyers d'induration musculaire ont disparu. Plus de sensibilité à la pression, au niveau des ganglions du sympathique. J'ai eu des nouvelles de ce malade, à Ragatz, pendant l'été dernier. La guérison s'est maintenue.

Observation VI

Céphalalgie datant de plus de dix ans. — Indurations à l'insertion et sur le trajet de différents muscles du cou. — Massage. — Guérison.

Madame D..., 26 ans, a toujours eu mal à la tête depuis l'apparition de la menstruation. Vers l'âge de 20 ans, douleurs relativement peu vives, depuis lors elles ont augmenté d'intensité, mariée à 22 ans, elles a eu deux enfants ; pendant sa dernière grossesse les maux de tête ont été particulièrement violents et rebelles à tel point que les injections de morphine ne suffisaient pas pour les calmer. Les accès irréguliers, mais en général bi-hebdomadaires commencent le matin, ordinairement vers deux heures et ne cessent que le lendemain soir. La malade est un peu soulagée après avoir mangé, mais au bout d'une heure tout au plus, la douleur revient plus forte qu'elle ne l'était auparavant. Les changements de temps et surtout l'approche de la neige semblent provoquer infailliblement des accès. Elle souffre autant que pendant l'hiver à l'époque des fortes chaleurs de l'été. Au moment de l'attaque, la tête, la face et le cuir chevelu sont brûlants, la malade éprouve un profond soulagement en les comprimant avec les deux mains. Bourdonnements d'oreille, raideur de la nuque ; quand la malade peut se lever, marcher, vaquer à ses affaires, le mouvement et l'activité la soulagent notablement.

La douleur est frontale et s'irradie dans le fond de la cavité orbitaire, derrière l'œil ; à ce niveau elle est violente et lancinante ; le globe lui-même est épargné. A la nuque, douleur térébrante, bilatérale plus forte à gauche. Parfois cette localisation alterne avec celle du front, lorsque la malade cesse de souffrir en avant, les régions sous-occipitale et sous-mastoïdienne sont prises. C'est à ce moment qu'elle se plaint de bourdonnements d'oreilles. Une grande partie de ses cheveux sont tombés. Elle réussit à calmer, à l'aide du sulfate de quinine, les crises les plus faibles, dans les autres il faut en venir à l'antipyrine, aux injections de morphine ; depuis deux mois celles-ci n'ont plus la moindre influence. Plusieurs séjours dans des stations minérales, entre autres à Aix-les-Bains, sans résultat. En examinant cette personne, je trouve plusieurs altérations du tissu musculaire ; toutes siègent du côté de la nuque et des épaules. Indurations correspondant à l'insertion mastoïdienne du sterno-cléido-mastoïdien gauche; au splénius, au bord supérieur du trapèze (des deux côtés). Rien d'anormal du côté du sus-orbitaire et du naso-ciliaire. A eu une seule attaque depuis le début du traitement : deux ou trois fois elle a été menacée le matin, mais tout a disparu dans la journée, au bout de deux heures. Les bourdonnements d'oreilles n'existent plus, les attaques n'ont pas reparu depuis longtemps, la malade peut être regardée comme définitivement guérie. La durée du traitement a été de six semaines pendant lesquelles j'ai fait 42 séances de massage ; j'ai eu des nouvelles de cette dame au mois de décembre dernier (1889), la guérison s'était maintenue.

Observation VII

Céphalalgie remontant à seize ans. — Indurations musculaires multiples. — Tuméfaction et douleur du ganglion cervical moyen. — Massage. — Guérison.

Madame C..., 40 ans, s'adresse à moi dans le cours de l'année 1888, pour une céphalalgie dont elle est atteinte depuis 16 ans. C'est à 24 ans, dans le cours d'une première grossesse, qu'elle commença à ressentir les douleurs dont elle se plaint aujourd'hui, mais à un degré beaucoup moindre. Elle mit tout sur le compte de son état et de la fatigue, mais les poussées de céphalalgie ne cessèrent point à la fin de la grossesse, au contraire, elle se rapprochèrent et prirent plus ou moins la forme d'accès classiques de migraine. Ils commençaient en général le matin, peu de temps après que la malade s'était levée; la douleur débutait par la nuque et des deux côtés. Au bout de une ou deux heures, elle gagnait toute la tête, augmentait peu à peu d'intensité et atteignait son maximun vers quatre heures. Les douleurs, sourdes au début, ne tardaient pas à devenir aiguës, lancinantes; à s'irradier dans toutes les directions. La tête était chaude, sensible au toucher, la pression de l'oreiller était difficilement supportable. Il semblait, disait-elle, que ses cheveux se dressaient sur sa tête, la figure était rouge et bouffie; elle sentait des pulsations violentes dans les régions temporales, pas de nausées. La malade se sentait beaucoup mieux quand elle était levée et vaquait à ses affaires. Elle était soulagée pendant quelques temps par des frictions sur la tête; vers le soir, elle s'endort, exténuée de fatigue.

Lorsqu'elle s'éveillait après le premier sommeil, elle sentait toujours la douleur. Le lendemain, tout était passé et elle ne se sentait plus que de faiblesse générale. Le plus souvent la crise est provoquée par des vicissitudes atmosphériques : un temps humide et froid, un coup de vent qui donne sur la nuque, surtout lorsque la transition est brusque ; par exemple, quand la malade était en sueur. Il lui arrivait aussi souvent, disait-elle, de prendre un torticolis dans ces conditions.

Des accès viennent encore facilement lorsqu'elle a été occupée longtemps à lire, à coudre sur fond blanc, à regarder attentivement les tableaux dans les musées. Peu à peu les yeux se fatiguent et la douleur s'étend à la région frontale et s'irradie dans toute la tête. Les céphalalgies provoquées de la sorte n'ont cependant pas le caractère violent et paroxystique de celles dont il a été d'abord question.

Depuis 4 à 5 ans on dirait que ses douleurs ont complètement changé de caractère. Les accès véritables n'existent plus. La malade s'éveille le matin avec son mal de tête; il a d'emblée sa violence maximum beaucoup moindre que celle d'autrefois et dure plus longtemps. Lorsque je vis cette personne pour la première fois dans le cours de l'année 1887, il y avait deux mois qu'elle souffrait sans interruption, le jour et même la nuit. La douleur fut à peu près nulle dans le cours des grossesses ultérieures ; elle redevenait au contraire violente et presque insupportable pendant l'allaitement. La malade qui a suivi de nombreux traitements et fréquenté plusieurs stations minérales, n'a éprouvé d'amélioration qu'à la suite d'un séjour à la Bourboule. Le galvanisme essayé pendant un temps suffisant a augmenté la douleur à tel point que le traitement est devenu insupportable. La morphine, la quinine, l'antipyrine, l'antifébrine n'ont pas été mieux supportés et n'ont pas donné plus de résultats.

Du côté droit, on trouve dans le bord supérieur du trapèze une induration musculaire grosse comme une noisette ; lorsqu'on presse à ce niveau la malade accuse une douleur très-vive au sommet de la tête. Résistance très douloureuse à la pression dans les scalènes. Ganglion cervical moyen tuméfié et douloureux. A gauche dans l'épaisseur du trapèze, petite plaque large comme une pièce de 50 centimes correspondant à la portion cervicale ; autre induration au niveau de l'insertion du sterno-cléido-mastoïdien ; la peau et le tissu cellulaire sous-cutané sont œdématiés. Le cuir chevelu, dans la région occipitale, est infiltré et pâteux. Les ganglions cervicaux supérieur et moyen (surtout le moyen) sont tuméfiés et douloureux. Rien du côté des nerfs du cuir chevelu. Comme nous l'avons dit, la malade souffrait depuis environ deux mois d'une manière continue au début du traitement ; elle n'eut pas d'accès pendant les deux ou trois semaines qui suivirent. Quelque temps après, elle fait une excursion dans les environs de Paris et se refroidit ; cette circonstance provoque une attaque légère qui débute le soir et cesse le lendemain matin. Pendant tout le cours du traitement (deux mois environ) deux autres crises faibles et très courtes. A la fin, il ne reste plus rien des altérations musculaires, mais l'infiltration du cuir chevelu persiste en grande partie. Les occupations de la malade ne lui permettent pas de prolonger plus longtemps son séjour à Paris. Comme on approche de l'été je lui fais remarquer que, selon toute probabilité, elle ira bien pendant cette saison ; j'ajoute qu'il y a lieu de craindre un retour des accidents pour la fin de l'automne. Je la revis effectivement au commencement de novembre, elle me raconta qu'elle avait été très bien jusqu'en octobre. Depuis la fin du traitement, elle avait eu seulement trois attaques légères, très supportables, dont la durée n'avait pas dépassé douze à dix-huit heures ; toutes trois se sont produites à la suite d'un brusque refroidissement de la nuque. Quelques indurations musculaires se sont en partie reproduites. Trois semaines de traitement par le massage suffirent à faire tout disparaître. J'ai eu des nouvelles de cette malade le 15 mars 1890, la guérison s'était maintenue.

Observation VIII

Céphalalgie datant de vingt-deux ans. — Indurations correspondant aux insertions crâniennes des muscles du cou et du corps charnu de différents muscles. — Tuméfaction et sensibilité à la pression des ganglions cervicaux supérieur et moyen du côté droit. — Massage. — Guérison.

M. M..., 34 ans, de nationalité anglaise, s'adresse à moi pour une céphalalgie qui remonte à l'âge de douze ans. A cette époque, il éprouvait souvent des accès de névralgie qui duraient deux à trois jours. Il ne peut pas dire si l'application intellectuelle était pour quelque chose dans leur apparition. On croyait à la simulation, à la paresse, parce que l'enfant se plaignait souvent de ne pouvoir travailler à cause du mal de tête.

Depuis lors les douleurs n'ont changé ni de siège ni de caractère. L'accès commençait toujours par une sensation de douleur dans la région frontale, celle-ci s'étendait peu à peu dans toute la tête. Il souffre autant l'été que l'hiver ; la crise vient avec une certaine régularité habituellement tous les quinze jours, parfois seulement une fois par mois, mais elle ne dure jamais plus d'un jour, en général, elle débute le matin, lorsqu'il est encore au lit, dans la région indiquée plus haut, au bout d'une demi heure toute la tête est prise. La douleur augmente jusque vers midi et elle cesse presque subitement sans laisser la moindre sensation désagréable. Pendant la crise, il lui semble qu'il a la tête étroitement serrée dans un étau. Les écarts de régime et surtout les indigestions sont suivis d'accès très violents, de telle sorte qu'on a cru au vertige gastrique. Pendant les accès la tranquillité et le repos diminuent notablement la douleur ; ne quitte plus le lit.

Jamais de douleurs dans les yeux, mais un peu d'obnubilation de la vue. Après avoir beaucoup souffert, il a fini par devenir nerveux, irascible, un rien le met de mauvaise humeur.

Ce malade qui est un écrivain de talent bien connu en Angleterre, ne peut se livrer à aucun travail assidu. Dans ces derniers temps, il a pris du sulfate de quinine à hautes doses, sans effet, l'aconitine n'a produit qu'une amélioration passagère, vésicatoire derrière les oreilles, sans résultat, les pointes de feu à la nuque ne réussissent pas mieux ; a fait sans avantages plusieurs cures minérales.

A droite, toute la région de la nuque correspondant aux attaches crâniennes des muscles du cou, est douloureuse ; l'induration s'étend sur un longueur de un centimètre ou même davantage pour certains endroits, depuis la protubérance occipitale externe jusqu'à l'apophyse mastoïde. A ce niveau, tuméfaction et sensibilité à la pression à droite. Les deux ganglions supérieurs du sympathique, surtout le moyen, sont tuméfiés et douloureux au toucher, en pressant sur lui, on provoque des douleurs frontales analogues à celles qui existent au moment de la crise. Le sus-orbitaire est presque insensible à la pression des deux côtés.

A gauche, tuméfaction et induration au niveau des scalènes.

Quelques ganglions lymphatiques volumineux dans le voisinage. Ganglion cervical moyen tuméfié et douloureux à la pression. Le massage est commencé aussitôt après un accès, après l'intervalle habituel les paroxysmes cessent après quinze jours). Au bout d'un mois, le matin sensation douloureuse continue dans le front, pas d'accès proprement dit; en moins d'une demi-heure tout était fini. Quinze jours plus tard, les mêmes phénomènes se produisent, la crise commence, mais ne se poursuit pas. Au bout de deux mois, guérison complète ; les altérations indiquées plus haut n'existent plus. J'ai reçu des nouvelles de cette malade à la fin du mois de septembre dernier. Dans les six semaines qui suivirent le traitement elle eut des accès incomplets et très légers. Depuis cette époque il a eu des menaces, à de rares intervalles seulement. Le nervosisme est moindre et le malade peut, sans difficulté, se livrer d'une façon continue aux travaux intellectuels. Il n'existe plus, paraît-il, de tuméfaction du côté des ganglions lymphatiques.

Observation IX

Céphalalgie remontant à trois ans. — Indurations musculaires diverses. — Massage. — Guérison.

Mademoiselle G..., 28 ans, vient me consulter à Ragatz dans le cours de l'été de l'année 1888. De constitution assez faible, elle présente, entre autres accidents, différents foyers de rhumatisme articulaire.

Depuis trois ans, elle souffrait d'une céphalalgie dont les accès, d'ailleurs assez rares, étaient relativement légers, et ne l'empêchaient pas de vaquer à ses occupations. Il y a huit mois, cette céphalalgie devint plus violente, mais les attaques, toujours très espacées, occupaient principalement la région de la nuque. Depuis neuf mois, il ne s'est peut-être pas passé un jour sans qu'elle ait souffert plus ou moins de la tête. La douleur, sans être très violente, s'est peu à peu disséminée dans tout le cuir chevelu. Le plus souvent, elle est profonde et sans gravité ; mais de temps en temps, sous l'influence d'un coup de vent froid qui vient frapper la nuque, la malade ressent des élancements, des espèces d'éclairs qui parcourent la tête en tous sens. Ils commencent le plus souvent à la nuque, surtout du côté gauche, et s'irradient graduellement d'arrière en avant jusqu'au rebord orbitaire ; à ce moment, elle éprouve un picotement si sensible des conjonctives qu'il lui est presque impossible de relever ses paupières ; un peu d'obnubilation visuelle ; dit qu'il lui semble que des plaques rouges voltigent devant ses yeux ; ces phénomènes ne se produisent que dans les accès violents. Parfois la douleur persiste toute la nuit et empêche la malade de dormir, mais, le plus souvent, elle en est quitte le soir. Le principal siège est très variable. Un jour, c'est à la nuque ; le lendemain, ce sont les tempes ; le surlendemain, c'est le sommet de la tête. Les sensations douloureuses n'ont pas toujours le même caractère ; il lui semble parfois qu'on la brûle ; parfois qu'une petite bête se promène sous la peau ; sa douleur commence ou le matin ou à n'importe quelle heure de la journée. Certains jours, elle débute peu de temps après que la malade s'est mise au lit. En général, les crises apparaissent et sont plus violentes à l'époque des règles. Elle souffre davantage lorsque le temps est humide et froid, surtout quand elle sort. L'accès est presque toujours accompagné de nausées ; quand la malade peut manger, elle est soulagée. Pendant l'attaque, elle devient très pâle et éprouve le besoin de se mouvoir ; la digestion laisse beaucoup à désirer. Lorsqu'elle est laborieuse le soir, une crise survient presque infailliblement. Elle est soulagée par la compression énergique de la tête entre les deux mains et les frictions exercées sur la région de la nuque. Les souffrances ont beaucoup fatigué cette personne, qui est faible et anémiée. Pendant deux mois, électricité. Ce traitement n'a produit qu'un soulagement passager. Dans ces derniers temps, elle a été traitée plusieurs semaines de suite par l'antipyrine ; elle n'a obtenu aucun résultat, et, au bout de quelque temps, elle a cessé de pouvoir supporter le médicament.

Aujourd'hui, presque tous les muscles du cou sont atteints d'une myosite peu avancée, mais occupant une grande partie de leur étendue. Diminution de l'élasticité, résistance sans induration proprement dite. Le bord externe de la portion cervicale des trapèzes et les scalènes plus atteintes que le reste, surtout du côté gauche. Les muscles temporaux sont également pris. Le palper est douloureux ; il semble, dit la malade, qu'on lui enfonce un instrument tranchant dans l'épaisseur du cou. Empâtement du côté gauche correspondant aux muscles de la nuque et s'étendant à une assez grande surface. Les ganglions cervical supérieur et moyen du grand sympathique sont sensibles à la pression. Celle-ci produit parfois une douleur qui s'étend jusqu'au fond de l'orbite du même côté.

Massage ; alternatives d'amélioration et d'état stationnaire. Au bout de trois semaines, le mieux s'accentue. Les intervalles de tranquillité sont plus longs, les douleurs sont moins violentes et la malade est guérie au bout de six semaines ; il y a douze jours qu'elle n'a eu mal à la tête. Les inflammations musculaires et la sensibilité des ganglions à la pression ont disparu. J'ai revu cette malade au mois d'octobre dernier; elle a eu encore deux accès dans les six semaines qui ont suivi la fin du traitement, puis n'en a plus eu.

Des neuf malades dont nous venons d'étudier les accès, quatre seulement avaient, en dehors d'eux une céphalalgie gravative habituelle. Chez une jeune fille de vingt-trois ans, dont nous avons déjà parlé, et dont les attaques apparurent à la suite d'un voyage par mer de Suède en France, il y avait d'habitude des douleurs de tête pénibles, accompagnées d'une sensation de constriction préfrontale de pesanteur des paupières ; tout cela à l'époque des règles, sans prendre pourtant le caractère franchement paroxystique. Les accès arrivaient à la suite de tout ce qui pouvait produire un ébranlement nerveux marqué.

Les voyages en chemin de fer produisaient infailliblement une crise, dont les principaux symptômes (ceux que nous venons d'énumérer) s'accompagnaient pendant deux jours de pâleur de la face.

Je n'oserais pas affirmer qu'il n'y eût pas, dans ce cas, un substratum nerveux; que l'hystérie n'était pas en cause ; dans tous les cas, elle a contribué uniquement à donner aux accidents leur physionomie propre, sans les créer de toute pièce, puisqu'ils ont disparu sans laisser de traces avec les foyers de myosite.

Voici du reste l'observation :

Observation X

Céphalalgie frontale habituelle avec paroxysmes ressemblant à des accès de migraine. — Indurations musculaires. — Douleur sur le trajet du sus-orbitaire. — Massage. — Guérison.

Mademoiselle S..., Suédoise, 23 ans, souffre depuis trois ans de céphalalgies violentes qui ont commencé par la région frontale gauche et envahi assez vite toute la tête. En s'étendant, la douleur devint plus sourde ; une exacerbation violente survint dans le cours d'une traversée difficile de Suède en France. Cette nouvelle atteinte dura quatorze jours ; la céphalalgie resta frontale, unilatérale d'abord, puis bilatérale.

Après la disparition des accidents, la céphalée gravative préexistante continue. Cette malade passe l'été de 1884 au bord de la mer ; elle a de la photophobie tous les jours ; ses paupières sont tellement appesanties, qu'il lui est à peu près impossible d'ouvrir les yeux. La douleur est contrictive ; la malade dit qu'elle a autour de la tête un cercle très serré ; elle souffre toujours davantage à gauche. Depuis quelques mois, le maximum est passé du front au vertex. Une fatigue physique ou morale, une émotion, un accès de toux, un éternuement suffisent pour provoquer une crise. Au voisinage des époques, la douleur est plus vive ; elle diminue lorsque l'écoulement menstruel est établi. Les changements de temps sont sans influence. A la suite d'un voyage un peu long en chemin de fer, elle est si malade qu'elle est obligée de garder le lit pendant deux jours. Les troubles gastriques dont elle souffre de temps en temps ne provoquent pas de crise. Habituellement pâle, elle le devient davantage au moment où elle souffre le plus. Elle est soulagée, lorsqu'elle se met au lit et peut dormir. Courants continus pendant des mois sans résultat; le sulfate de quinine administré par voie gastrique n'a pas mieux réussi. On trouve derrière les apophyses mastoïdes une tuméfaction douloureuse; il en existe une autre au niveau des attaches crâniennes du trapèze gauche. Une pression exercée en ce point se fait sentir jusque dans la région frontale, au-dessus de l'œil du même côté. Le nerf sus-orbitaire dans son cours supérieur, et sur une longueur de 6 centimètres, est le siège d'une douleur très vive à la pression; celle-ci est plus marquée à mesure que l'on approche de l'œil. Induration sur le trajet du nerf auquel correspond un cordon visible. Pas de sensibilité à la pression des ganglions du sympathique.

Massage. Pendant quatre semaines, on n'obtient rien. L'altération la plus tenace est celle qui correspond au sus-orbitaire : mais elle finit, malgré tout, par disparaître. Après sept semaines de traitement, cette personne éprouve une rémission complète de quinze jours ; et se considère comme guérie.

Je l'ai revue à Paris l'automne suivant; elle allait toujours très bien, avait passé l'été au bord de la mer, sans éprouver la moindre douleur. Je la revis plusieurs fois dans le cours de l'hiver qu'elle passa à Paris; l'amélioration s'était maintenue.

Chez presque tous les malades, les causes provoquantes de l'accès furent presque toujours celles qu'on note dans la plupart des affections de nature rhumatismale : un coup de froid, la saison humide, l'approche de la neige, l'exposition à un courant d'air. Tout cela est en rapport avec les notions que nous possédons actuellement sur la nature et l'étiologie de la myosite chronique localisée ; c'est dans ces conditions que la diathèse peut être regardée, selon l'expression pittoresque de Helleday, comme un véritable baromètre. Les manifestations céphaliques, opiniâtres, peuvent être rangées parmi les plus pénibles.

Voyons maintenant les phénomènes constatés à la palpation du côté des insertions musculaires :

Obs. I. — Induration du volume d'une noix dans le corps du splénius droit. Empâtement du cuir chevelu au voisinage du point d'émergence du nerf petit occipital. A gauche, douleur à la pression au niveau de l'insertion du trapèze.

Obs. II. — A droite, en arrière de l'apophyse mastoïde, induration prononcée correspondant aux insertions musculaires. Autre induration du trapèze correspondant au milieu de la nuque ; la pression, à ce niveau, provoque une douleur sur le vertex et dans l'orbite. Ganglion lymphatique tuméfié et douloureux dans le voisinage. Douleur à la pression sur les ganglions cervicaux supérieur et moyen du sympathique.

A gauche, indurations symétriques correspondant à l'insertion des sterno-cleido-mastoïdiens. Noyau résistant dans le corps d'un des scalènes, plus marqué au niveau de son insertion sur l'omoplate. Douleur à la pression sur les ganglions cervicaux supérieur et moyen.

Obs. III. — A droite, induration au voisinage des attaches crâniennes du splénius ; augmentation de la résistance des deux sterno-cléido-mastoïdiens, un peu au-dessous de leur insertion à l'apophyse mastoïde. Foyer d'induration le long de l'attache du trapèze au crâne ; tuméfaction étendue de sa gaîne aponévrotique dans la région des protubérances occipitales. Sensibilité sur le trajet du sus-orbitoire dans la région frontale droite.

Obs. IV. — A droite, point douloureux à la pression derrière l'apophyse mastoïde ; autre point sur le trajet du trapèze. — A gauche, tuméfaction douloureuse au niveau des attaches crâniennes du splénius, du trapèze, du temporal.

Obs. V. — A droite, induration du volume d'une amande correspondant aux attaches crâniennes du splénius. Tuméfaction et sensibilité à la pression correspondant à l'insertion supérieure du sterno-cléido-mastoïdien ; mêmes lésions au niveau des attaches du temporal.

Deux ganglions lymphatiques de la nuque sont tuméfiés et douloureux. Ganglion cervical moyen du grand sympathique tuméfié et douloureux à la pression.

A gauche, sensibilité à la pression au niveau du ganglion cervical supérieur, moindre au niveau du ganglion cervical moyen.

Obs. VI. — Des deux côtés, induration sur le bord supérieur du trapèze. A gauche, induration correspondant à l'insertion mastoïdienne du sterno-cléido-mastoïdien.

Obs. VII. — A droite, dans le bord supérieur du trapèze, induration musculaire du volume d'une noisette. Point douloureux à la pression sur le trajet des scalènes. Ganglion cervical moyen tuméfié et douloureux. A gauche, dans l'épaisseur du trapèze, petite induration du volume d'une noisette (portion cervicale). Autre tuméfaction correspondant à l'insertion du muscle sterno-cléido-mastoïdien, œdème de la peau et du tissu cellulaire sous-cutané. Infiltration du cuir chevelu dans la région occipitale. Ganglions cervicaux supérieur et moyen tuméfiés et douloureux.

Obs. VIII. — A droite, douleur au niveau des attaches crâniennes des muscles du cou, à la protubérance occipitale externe, à l'apophyse mastoïde. Les deux ganglions du sympathique, surtout le moyen, sont tuméfiés.

A gauche, tuméfaction et induration au niveau des scalènes ; au voisinage, ganglions sympathiques tuméfiés et douloureux, ganglion cervical moyen tuméfié et douloureux à la pression.

Obs. IX. — Myosite de presque tous les muscles du cou, prononcée surtout sur le bord externe de la portion cervicale des trapèzes et des scalènes; les temporaux sont également pris. Ganglion cervical supérieur et moyen du grand sympathique sensibles à la pression.

Obs. X. — Derrière les apophyses mastoïdes, tuméfaction douloureuse; même lésion au niveau des attaches crâniennes du trapèze.

J'ai déjà dit, dans mon Traité du massage et dans mon premier travail sur le sujet actuel, que je considérais ces foyers limités d'induration comme des myosites chroniques partielles correspondant soit aux insertions, soit au corps charnu des muscles. Il me paraît inutile de reproduire ici les considérations que je développais alors à l'appui de cette opinion; j'ai dit également que je rattachais les troubles en question au rhumatisme; que les auteurs avaient appelé longtemps rhumatisme musculaire, sans désignation plus précise, ces phlegmasies chroniques. Il est possible, après ce que nous venons de voir, de trouver une autre ressemblance inattendue entre les céphalalgies étudiées par nous et la migraine. M. Thomas, après une étude minutieuse des opinions professées, arrive à nier la transmission directe de la névrose par le migraineux à ses enfants; au contraire, il admet sans hésitation que ceux-ci héritent de prédispositions au premier rang desquelles il place le rhumatisme; c'est également le cas pour les céphalalgies dont nous parlons : nos malades sont rhumatisants par hérédité ; chez plusieurs, les localisations sur les muscles de la nuque n'ont été ni les premières ni les seules. Il m'est arrivé souvent d'avoir à traiter pour des céphalalgies à paroxysmes, des personnes chez lesquelles j'avais fait antérieurement le massage à cause d'affections de même origine des masses musculaires des membres ou du tronc ; les mêmes phénomènes peuvent se produire dans l'ordre inverse : c'est que les localisations de la diathèse ne dépendent nullement de l'hérédité ; elles sont capricieuses et peuvent tenir à une foule de circonstances organiques ou accidentelles.

En jetant les yeux sur la liste des altérations que nous avons données, il est possible de voir que le siège préféré des myosites chroniques est l'insertion crânienne des muscles du cou : du splénius, du sterno-cleido-mastoïdien, du trapèze, etc. ; mais on en a trouvé également au niveau de l'insertion du temporal, soit d'un côté, soit des deux. En général, le foyer est bien limité, il s'étend à un ou deux millimètres au plus au-dessous de l'attache supérieure. Cependant, la gaîne aponévrotique peut être intéressée sur une étendue plus ou moins grande ; la présence de foyers sur les bords et dans le corps du trapèze, sur les trajets du sterno-cléido-mastoïdien et des scalènes n'est nullement rare. Ce serait une grosse erreur de supposer que, quand on a découvert une myosite, tout est fini, et qu'il serait superflu de pousser plus loin l'exploration ; on s'exposerait à de pénibles déceptions à la suite du traitement. S'il en existe plusieurs, tant qu'on ne les aura pas fait disparaître, la céphalalgie ne sera pas guérie. Il arrive même souvent que tout ne se borne pas aux muscles ; qu'il y a de l'infiltration avec douleur à la pression et empâtement sur une surface de un ou deux centimètres carrés dans un point quelconque du cuir chevelu ; d'habitude, c'est au voisinage de la protubérance occipitale externe ou à sa surface ; parfois il y en a jusque sur le vertex. Il m'est arrivé de rencontrer de véritables bosselures du cuir chevelu douloureuses à la pression. Dans un cas de ce genre que j'ai eu l'occasion de traiter l'année dernière on pouvait apercevoir les inégalités par la seule inspection de la région. Elles furent, comme c'est l'habitude en pareil cas, assez difficiles à faire disparaître ; on n'y parvint que par un massage énergique et prolongé. Pendant près de trois semaines, l'état resta stationnaire ; cette persistance effrayait d'autant plus la malade, qu'au moment où l'amélioration se dessina du côté du cuir chevelu, les ganglions lymphatiques du cou se prirent ; elle craignit un moment que l'on ne fût en présence d'une affection de mauvaise nature. Je la rassurai et continuai le traitement ; il eut raison de tout au bout de cinq semaines.

Les nerfs peuvent être intéressés de plusieurs façons : par propagation directe, comme voie de conduction ou par cause réflexe. Par la pression, sur le trajet des différents troncs du crâne, on provoque chez certaines personnes des douleurs assez violentes. S'agit-il toujours de névrites véritables ?

Ce n'est pas probable. Il est parfois rationnel d'admettre une compression des filets nerveux par des indurations musculaires sujettes à des variations de volume en rapport avec les particularités du processus morbide ; probablement aussi dans quelques cas la phlegmasie se propage à la gaîne du nerf à sa sortie du crâne. Il n'est pas rare de rencontrer également sur le trajet du sus-orbitaire, surtout au voisinage de l'orbite un empâtement ou une induration nettement perceptibles à la pression, même à la vue, très douloureuses ; tout cela résulte probablement d'une périnévrite.

A cet égard aucun nerf du cuir chevelu ne présente d'immunité, tous peuvent être intéressés, seulement sur le trajet du sus-orbitaire les altérations sont plus faciles à découvrir que sur un autre.

Il ne faudrait pas supposer que toute névralgie sus-orbitaire tient à une phlegmasie du nerf indiqué ou de sa gaîne ; parfois une névralgie de cet ordre est accompagnée de douleurs dans la sphère des nerfs occipitaux sans que la pression sur le trajet du sus-orbitaire produise rien ; tout disparaît lorsque les foyers de myosite de la nuque n'existent plus[1]. Il y a lieu de supposer : 1° qu'il existe alors soit une compression des nerfs occipitaux, soit une périnévrite résultant de la propagation de foyers de myosite, soit une névrite vraie limitée au point où le nerf sort du crâne ; 2° que la transmission aux régions sus-orbitaires a eu lieu par des voies collatérales ou par voie réflexe.

La même chose arrive du reste assez fréquemment dans d'autres régions. Je disais à ce propos, dans mon premier opuscule sur la migraine : « Helleday rapporte dans une de ses observations, qu'un malade ayant de la raideur et de la sensibilité à la pression vers la hanche, se plaignait en même temps d'une douleur violente au niveau des malléoles et sur la face externe de la jambe. « J'ai noté quelquefois, dit-il, que le massage du moyen fessier au niveau de son insertion à l'apophyse crista galli, fait disparaître les douleurs éloignées, ce fut le cas ; il nous paraît que celle de la malléole et du mollet observée chez un de nos malades, avait pour origine un état inflammatoire des muscles. »

J'ai pu faire, il y a peu de temps, une remarque

1. Nous avons traité un certain nombre de cas dans lesquels la céphalalgie avait franchement le caractère d'une névralgie sus-orbitaire. Il existait des foyers de myosite à la nuque ; en les faisant disparaître par le massage, nous avons réussi à guérir la névralgie.

analogue : une personne se plaignait de souffrir violemment dans le mollet et le pied, suivant le trajet des différentes divisions du sciatique ; la pression sur celles-ci ne produisait rien. Tout tenait à une myosite limitée du moyen fessier qu'on guérit sans difficulté par le massage.

J'ai noté à plusieurs reprises l'existence d'une douleur et d'une tuméfaction assez prononcées au niveau des ganglions supérieur et moyen du sympathique cervical. Ce fait est intéressant : Beard, Rockwell, Brünner, Benedikt l'avaient déjà remarqué ; c'était la pierre angulaire de la théorie de Dubois-Reymond sur l'hémicrânie ; l'enfoncement de l'œil dans l'orbite la dureté des temporales, l'anémie de la face étaient pour lui les conséquences d'un même processus ; les vomissements tenaient à des variations de la pression intra-crânienne. Dans tout celà, un seul organe était en cause : le sympathique cervical. La sensibilité à la pression au niveau des ganglions, la disparition à peu près complète lorsque l'accès était passé le prouvaient bien. J'ai dit que je n'avais aucunement l'intention d'entreprendre à nouveau une discussion nosologique sur la nature de la migraine. Je constate simplement que, dans plusieurs de mes observations, il y avait des accidents inflammatoires du côté du système musculaire, des nerfs du cuir chevelu, du front et du côté des ganglions cervical supérieur et moyen.

Parfois les attaques présentaient des types variés de telle sorte qu'avec un peu de bonne volonté il eût été possible de rattacher les unes aux muscles et aux nerfs cérébro-spinaux les autres au système nerveux sympathique (voy. obs. II). Je n'ai même pas cru que celui-ci fût un *noli me tangere*. J'ai massé les ganglions endoloris et j'ai eu de bons résultats ; le professeur Rossander de Stockholm a le premier appelé l'attention sur ce point.

Le processus inflammatoire essentiellement chronique passe souvent inaperçu à son origine. Il ne faudrait pas croire que les malades n'ont été pris exactement le jour où ils ont commencé à souffrir ; mais nous n'avons aucun moyen de soupçonner la durée de la période d'indolence et de tolérance.

Dans certains cas, la douleur est tout à fait précise, comme chez celui de nos malades qui fut pris à Biarritz ; il est impossible que tout se passe sans épisodes aigus : ceux-ci expliquent les propagations au système lymphatique. Nous avons trouvé plusieurs fois ses ganglions, particulièrement ceux de la nuque, tuméfiés ; l'adénite était chronique, rien ne faisait craindre une suppuration. ni la rougeur de la peau, ni la douleur à la pression, ni le ramollissement de la pulpe du ganglion ; d'habitude tout disparaît spontanément après la guérison des myosites. Il s'agit d'un processus

1. Hygiea 1886.

unique à localisation diverses, la médication dirigée contre lui doit être bonne dans tous les cas, il n'y a que les moyens d'application qui changent.

Résumons-nous ; nous avons vu :

1° des affections de la portion crânienne de la tête dans lesquelles la douleur comprenait deux éléments : un élément continu, peu pénible et inconstant ; un élément paroxystique dont les caractères et l'intensité très variables, ressemblaient assez, dans beaucoup de cas, à ce que les auteurs ont décrit sous le nom d'accès de migraine ;

2° des altérations perceptibles à la palpation et comprenant : des foyers d'induration correspondant aux insertions ou au corps charnu d'un certain nombre de muscles de la nuque ; de l'empâtement et des indurations isolées ou multiples de zones déterminées du cuir chevelu ; de la sensibilité à la pression et de la douleur sur le trajet des certains troncs nerveux ; de la tuméfaction et de la douleur à la pression, au niveau des deux ganglions supérieurs du sympathique cervical, soit d'un côté, soit des deux cotés ; une tuméfaction indolente de certains ganglions lymphatiques du cou.

Avant d'en finir avec cette question, il nous paraît bon de faire remarquer que les phénomènes objectifs ne sont pas de ceux qu'on voit pour ainsi dire malgré soi ; qu'il faut les chercher et que cette recherche présente certaines difficultés. Sans doute lorsque l'on a des bosses crâniennes, des cordons indurés le long des nerfs, des plaques de la consistance du cuir au niveau des muscles, il est facile de les trouver ; mais au début les altérations sont souvent moins prononcées ; il faut s'habituer à acquérir une certaine délicatesse du sens du toucher pour la palpation des muscles ; c'est par ce moyen là qu'on arrivera à découvrir des inégalités, de simples différences d'élasticité d'un point à un autre.

Bien qu'une certaine vigueur soit parfois nécessaire il faut procéder avec douceur et méthode, rendre le contact de la main tolérable pour les malades, ce qui n'est pas toujours facile dans des régions extrêmement susceptibles. La brusquerie de l'explorateur peut provoquer des contractions fibrillaires et faire croire qu'il existe des lésions, là où il n'y a pas autre chose qu'une modification légère et temporaire de la forme, parfois un peu de tuméfaction des ganglions sous-occipitaux[1].

Essayons maintenant de revenir sur la relation qui existe entre les symptômes objectifs ou subjectifs, telle qu'ont essayé de l'établir Vretlind, Henschen, Helleday, telle que nous avons tâché de la montrer nous-même.

1. La confusion de ces ganglions avec des foyers de myosite est possible à la suite d'un examen superficiel, mais ils se déplacent et roulent sous le doigt, ce qui rend la distinction facile.

Ni ces observateurs, ni nous n'avons eu en vue autre chose que les céphalalgies secondaires extra-crâniennes ; des maux de tête paroxystiques font partie de la triade symptomatique des tumeurs cérébrales ; les vieillards dont les circonvolutions ne reçoivent qu'une quantité insuffisante de sang ont mal à la tête ; leurs céphalées habituelles sont parfois accidentées d'attaques que leurs proches ou eux-mêmes appellent des migraines, tout cela est connu ; ces douleurs n'ont rien de commun avec celles dont nous avons parlé et jamais nous n'avons eu l'idée de les traiter par la méthode en question ; nous supposons donc, cela va sans se dire, qu'avant d'en arriver au massage le praticien a fait un examen sérieux et un bon diagnostic.

On nous a fait souvent une objection qui paraît, à première vue, avoir une certaine importance : Pour quel motif rattachez-vous, peut-on dire, une céphalalgie pariétale ou frontale à des myosites du trapèze et du sterno-mastoïdien puisque les malades ne souffrent pas et n'ont presque jamais souffert de ce côté ? On pourrait formuler la même objection à propos d'une foule de maladies.

Pourquoi examine-t-on avec tant de soin l'articulation coxo-fémorale chez des enfants ou des adolescents qui souffrent du genou ? si ce n'est parce que l'expérience a prouvé que la douleur en ce point est trop souvent un symptôme précoce de coxalgie. Dans certaines affections, la douleur spontanée n'occupe presque jamais le même siège que la lésion. C'est la règle dans celles que nous étudions, son absence à la nuque ne peut, en aucun cas, fournir une objection contre notre théorie.

D'un autre côté, rappelons-nous que plus d'une fois la pression sur les foyers indurés et habituellement indolents [1] provoque des douleurs de même caractère et siégeant aux mêmes points que celles qui caractérisent les crises. Il m'est arrivé souvent, en appuyant sur la nuque, de provoquer une sensation presque insupportable sur le vertex et jusque dans le fond de l'orbite ; la même chose arrive pour des foyers situés plus bas du côté de l'épaule. Il n'y a pas d'inversion de siège : si la myosite est à gauche, c'est du côté gauche que se produit la douleur absolument comme dans les accès spontanés, la même remarque est vraie pour les ganglions du sympathique. Cette régularité surprend presque toujours les malades, leur donne confiance en la méthode et en fait des auxiliaires dociles du praticien.

Quand on suit le traitement on a souvent l'occasion de faire une autre remarque qui ne manque pas d'intérêt. Il arrive que tout ce que l'on avait gagné sem-

1. Souvent les malades sont assez sceptiques quand on leur dit que leur mal de tête a pour point de départ les muscles du cou. Ils déclarent que c'est impossible attendu qu'ils n'éprouvent absolument rien de ce côté.

ble perdu : les foyers cervicaux diminuaient, devenaient de moins en moins sensibles à la pression, un beau jour le malade tolère moins bien que la veille les manipulations, il se plaint de douleurs locales et irradiées comparables à celles des premiers temps ; on peut hardiment prédire une crise pour le lendemain ou le surlendemain. Elle sera peut-être moins longue, moins pénible que celles qui avaient précédé le traitement, mais presque toujours elle sera aussi nette.

Enfin l'action curative même de la médication est un dernier et décisif argument en faveur de l'existence d'une relation de cause à effet.

Aux céphalalgies extra-crâniennes s'ajoutent des phénomènes satellites qui progressent et souvent disparaissent en même temps qu'elles ; telles sont les névralgies d'une branche ou d'une autre du trijumeau, j'en ai vu sur les rameaux auriculo-temporal, naso-ciliaire, etc. M. Rossander a rapporté il y a quelques années des observations curieuses de tic douloureux. Il obtint par le massage des ganglions cervicaux du sympathique devenus douloureux une guérison radicale [1]. Je suis arrivé moi-même à de bons résultats par le même procédé ; en général, cependant, ils seront plus satisfaisants si l'on ajoute aux frictions sur le sympathique des frictions et des trépidations sur les autres nerfs intéressés.

1. Hygiea, 1886.

D'autres phénomènes plus désagréables que pénibles peuvent disparaître dans les mêmes conditions. J'ai vu des bourdonnements d'oreille cesser après la guérison du mal de tête ; une personne atteinte d'une surdité qui datait de plusieurs années fut guérie, un autre perdit un tic consistant dans la répétition de mouvements de déglutition involontaires. Nous n'avons rien dit des céphalalgies de croissance sur lesquelles un intéressant mémoire a été publié, il y a quelques années, par M. Blache. Les auteurs ne sont pas d'accord sur leur origine et leur nature. M. Ollivier croit que dans beaucoup de cas il existe un substratum nerveux héréditaire, que le mal de tête correspondant à la croissance est une manifestation hystériforme précoce. Mon expérience personnelle ne me permet pas de formuler une opinion précise ; il est probable cependant que toutes les céphalalgies survenant à la fin de l'enfance n'ont pas la même cause ; que certaines ressemblant beaucoup à celles que nous avons décrites. Dans quelques cas, nous avons trouvé des indurations des muscles de la nuque et nous avons réussi à améliorer l'état des malades en les faisant disparaître ; dans d'autres nous n'avons rien obtenu bien que des changements locaux de consistance nous permissent d'espérer un meilleur résultat. Tout cela montre qu'il existe des variétés parmi les céphalalgies dites de croissance ; celles contre lesquelles le traitement a été impuissant et ce sont les plus nombreuses, appartenaient probablement aux céphalalgies que M. Ollivier rattache à une névrose générale. Cette remarque ne s'applique pas exclusivement à l'enfance; même chez l'adulte on a des insuccès lorsque l'aspect général du mal et les paticularités de son développement avaient fait porter un pronostic tout différent.

§ 2. — Remarques pratiques sur l'application du massage. — Quels sont les cas qui ont le plus ou le moins de chances de guérir ?

On aurait tort, je le répète, de tirer des faits que je viens de présenter, des conclusions outrées, et de croire que toutes les myosites chroniques du cou produisent des céphalalgies; que toutes les douleurs de tête ont pour origine des indurations musculaires. J'ai eu l'occasion de traiter par le massage, des cas de torticolis datant de longtemps, et j'ai trouvé assez souvent, sur différents points du trapèze, des indurations analogues à celles que j'ai décrites; jamais les malades n'avaient eu mal à la tête. Je dois cependant faire remarquer que le torticolis ne présente pas toujours le même degré, qu'il y a des rémissions et des exacerbations; que quand il est guéri, les récidives sont fréquentes; lorsqu'elles se présentent, on ne trouve pas de lésions nouvelles, mais les lésions antérieures se sont en partie reproduites : il se passe dans la sphère motrice, ce que nous avons noté dans la sphère sensitive ; on a affaire à un processus irrégulier, sujet à des soubresauts et à des arrêts.

Pourquoi des altérations anatomiques identiques donnent-elles lieu à des manifestations symptomatiques si différentes ? Il est difficile de le dire. Peut-être tiennent-elles au degré d'irritabilité des terminaisons nerveuses de voisinage, au rapprochement des points indurés et sclérosés.

A chaque instant, on se trouve en présence d'anomalies de même ordre. Depuis quelques années, on a décrit une névralgie très pénible qu'on observe exclusivement chez les vieillards et les adultes qui ont perdu leurs dents ; on l'appelle, pour cette raison, névralgie des édentés. Il s'en faut de beaucoup que ce soit une conséquence fatale ou même fréquente de la caducité et de la disparition du système dentaire. On peut répondre par des arguments semblables à une objection qu'on a souvent faite à la doctrine des céphalalgies d'origine musculaire : Vous êtes en présence d'une altération qui ne retrocèdera pas ; qui conservera toujours son caractère primitif, vous ne pouvez pas espérer une réparation spontanée des tissus. Il est difficile de comprendre comment des accès, irrégulièrement intermittents, peuvent constituer le phénomène clinique le plus important de la maladie. La contradiction est flagrante : à des altérations anatomiques fixes et persistantes, correspondraient des accès qui ont des qualités opposées.

Pour répondre à cette objection, c'est encore à l'observation qu'il faut faire appel. Les myosites se sont développées lentement, elles ont à peine impressionné l'organisme ; qui peut répondre que les choses se passeront toujours ainsi ? Les fibromes irritables sont permanents et cependant des paroxysmes douloureux rappellent de temps en temps leur existence. Nous avons affaire à des rhumatisants chez lesquels les troubles locaux de la circulation produits par une foule de circonstances extra-organiques, sont de règle. Le foyer morbide créé dans une région devient un lieu de moindre résistance et c'est de ce côté que retentit la diathèse. Plus on s'éloigne du début, plus la tendance aux crises se prononce ; j'ai eu souvent à traiter des personnes qui avaient regardé, pendant des années, leur céphalalgie comme incurable ou, suivant l'expression populaire, comme un ennemi avec lequel il fallait vivre. Cette résignation est mal récompensée : à la rigueur, quand on a un accès tous les quinze jours, ou à de plus longs intervalles, on prend son courage à deux mains et on le supporte. Mais les crises bi-hebdomadaires retentissent sur le caractère et l'état mental ; parfois, elles rendent incapable de travail et constituent une infirmité ; c'est à ce moment que les gens les plus courageux affrontent toutes les médications, si aléatoires et si douloureuses qu'elles soient.

Le praticien doit éviter un dangereux écueil ; il ne doit jamais trop promettre et affirmer que la guérison radicale aura lieu dans un temps déterminé. Lorsqu'on a eu des succès inattendus, on a, malgré soi, un peu de tendance à l'optimisme.

Je considère comme d'un pronostic peu favorable :

1° Les cas très anciens. On a cependant quelquefois même dans ces conditions, de bons résultats. La malade de notre observation III se plaignait de maux de tête depuis l'âge de 8 ans ; elle avait tout essayé, électricité, fer, quinquina, arsenic. Dans les derniers temps, elle avait eu jusqu'à quatre accès par mois. Après huit semaines de massage, j'ai obtenu un succès complet. Il ne faut donc pas se décourager dès le début, parce que l'affection remonte à une date éloignée et déclarer aux malades qu'on ne peut rien ; il suffit d'être circonspect.

On promet une amélioration à long terme, sans affirmer même qu'elle se produira. Si l'on voit les accès devenir moins intenses à mesure que les indurations de la nuque diminuent, le pronostic est favorable. Les restrictions faites dès le début ont un autre avantage : si les malades passent outre et se soumettent à un traitement dont on a déclaré le succès incertain, c'est qu'ils sont décidés à le suivre jusqu'au bout, quelle que soit sa durée ; on ne se heurtera plus, au moment où l'on peut espérer quelque chose, à des impatiences et des découragements qui remettent tout en cause.

2° LES AFFECTIONS GÉNÉRALES DU SYSTÈME NERVEUX. En première ligne L'HYSTÉRIE. Ce n'est pas une contre indication absolue, mais, en général, elle retarde l'amélioration ; les céphalalgies se reproduisent plus facilement et sont plus rebelles chez les hystériques que chez les autres personnes. Nous n'avons pas besoin de rappeler longuement ici ce que nous avons dit sous une autre forme : si vous ne trouvez rien à la palpation minutieuse du front, du cuir chevelu, de la nuque, des muscles du cou, de la portion dorsale du trapèze, il est inutile de faire du massage, on aboutirait à un insuccès. Nous parlons du massage local, objectif, et non de celui qui fait partie d'une méthode de traitement ayant pour but d'améliorer la nutrition générale, comme celle de Weir Mitchell.

3° LES CÉPHALALGIES DE LA CHLORO-ANÉMIE. Les unes guérissent par notre procédé, les autres lui résistent. Cet état n'est pas nécessairement isolé et indépendant du rhumatisme. Rien ne s'oppose à ce que des myosites chroniques limitées du cou viennent à se produire. Dans ce cas-là, outre la céphalée habituelle, qui correspond à l'état général, il y a des poussées, des paroxysmes, on les fait cesser en traitant les foyers locaux; mais ici encore, comme dans l'hystérie, il faut considérer le massage comme un élément d'une médication à facteurs multiples; il peut se faire que des chlorotiques n'aient plus de poussées migraineuses et que leur état laisse à désirer; il serait préférable, selon nous, dans la plupart des cas, de ne s'occuper de celles-ci qu'en dernier lieu, lorsque les autres accidents ont disparu et que la santé est satisfaisante; on aurait plus de chances de réussir.

4° Les céphalalgies continues : Caractérisées par des douleurs lancinantes, qui ne quittent les malades ni jour ni nuit. Elles sont, — surtout si elles datent de longtemps, — souvent d'origine centrale, et tiennent à une affection du cerveau ou de la moelle, à une névrose générale, à une maladie organique, avec compression permanente d'un ou plusieurs filets nerveux etc; nous ne pouvons rien contre elles. Elles peuvent avoir une origine extra-crânienne; la patience du malade et celle du médecin est alors mise à une rude épreuve : et tout cela pour n'arriver très souvent qu'à un résultat insignifiant ou nul.

Ces remarques montrent qu'il en est du massage comme de toutes les méthodes thérapeutiques. Lorsqu'un malade, convaincu à l'avance par les récits de personnes enthousiastes, parce qu'elles ont été guéries, vient nous trouver et nous demander de nous mettre à l'œuvre, gardons-nous d'entrer dans cet ordre d'idées; et avant de rien commencer prenons tous les renseignements capables de nous édifier sur l'affection génératrice, faisons une étude séméiologique complète du symptôme céphalalgie. C'est le seul moyen de procéder rationnellement et de n'avoir que très rarement des déceptions qui n'ont pas été prévues et indiquées.

La patience de la part du malade est indispensable; il est rare qu'on obtienne quoi que ce soit, avant la troisième ou la quatrième semaine; cependant, j'ai vu une jeune dame, mariée depuis quelques années, et qui avait depuis trois ans de violents maux de tête, chez laquelle le massage produisit un effet inattendu : Dès la première séance, les douleurs cessèrent; elles ne reparurent qu'une seule fois 14 jours plus tard. Un peintre très anémié, que j'ai traité il y a 5 ans, souffrait depuis 3 ans de céphalalgies pénibles. Pendant les dernières semaines, elles avaient été continues et ne lui laissaient de repos ni le jour ni la nuit. Après quelques jours de traitement, l'amélioration était déjà sensible, et au bout de trois semaines, il se déclarait guéri. Comme il existait encore des foyers de myosite, j'insistai pour continuer le traitement pendant une quinzaine de jours. A ce moment, tout avait disparu et il n'y pas eu de récidive. Depuis, j'ai vu, dans deux autres cas, la guérison se faire d'une façon aussi rapide : une dame traitée à la fin de l'année dernière, souffrait depuis deux mois, tous les jours ; elle fut guérie en trois semaines. Pendant ce temps, elle n'eut que trois attaques très faibles. Le second malade auquel je viens de faire allusion, est un homme qui, atteint depuis 8 ans de mal de tête, éprouvait à l'approche du printemps des crises plus longues et plus violentes ; à cette époque, elles durent plusieurs semaines chaque année. Au début du traitement, il souffrait tous les jours pendant une quinzaine de jours ; plus tard, pas de céphalalgie, pas de nouvelles crises depuis 5 à 6 semaines ; jusqu'au mois de septembre dernier, pas de récidive.

En regard de ces faits exceptionnels, je pourrais en placer beaucoup d'autres, dans lesquels on n'a pas eu la plus légère amélioration, avant six semaines, et même plus tard, lorsque le mal dure depuis 10 à 20 ans par exemple. J'ai vu parfois la douleur reparaître lorsqu'elle semblait guérie définitivement depuis 3 ou 4 semaines.

Quand elle revient subitement, ce qui est décourageant, ce retour offensif ne présage rien. Tant qu'il reste un point induré, une zone de sensibilité, la guérison n'est pas définitive. Dans ces brusques récidives, on s'aperçoit que les lésions tendant à ce moment à disparaître, ont pris une nouvelle importance. On fera bien d'avertir les malades dès le début du traitement, que cette éventualité peut se produire. Que faire? Continuer d'appliquer les procédés adoptés, c'est un arrêt, ce n'est nullement une preuve d'impuissance.

Puis il ne faut pas croire que la persistance d'une douleur vague dans la tête, prouve que le traitement a été infructueux ; la disparition complète des crises est toujours un indice favorable. J'ai vu la chose arriver chez une dame chloro-anémique, qui se plaignait de migraines atroces depuis 5 ans ; ces accidents avaient débuté pendant le cours d'une grossesse ; l'accouchement ne les avait pas fait disparaître. Dans l'intervalle des crises, il y avait une céphalée, plus ennuyeuse que pénible. Je trouvai les indurations classiques de la nuque ; après six semaines de massage, elles disparurent et les accès avec elles, l'espèce de pesanteur concomitante de la tête continua quelque temps, s'atténua et finit par cesser, sans que la malade eût fait quoi que ce soit contre elle. On lit, dans presque tous les ouvrages sur les céphalalgies, que la grossesse les fait cesser ; c'est là une règle sujette à de nombreuses exceptions ; le fait que nous venons de rappeler en est une. Cet état ne nous paraît pas constituer une contre-indication pour l'emploi du massage de la nuque.

J'ai dit et je répète qu'on aurait grand tort de faire porter les manipulations exclusivement sur les muscles ; depuis la publication de mon premier travail, j'ai massé les filets nerveux du cuir chevelu, lorsqu'il était possible de trouver de la sensibilité sur leur trajet ou des altérations structurales dans le voisinage; j'ai massé les ganglions du symphatique. Je ne saurais tracer des règles applicables à tous les cas, je ne crois même pas qu'il en existe, tant il y a de variations dans l'intensité de la douleur et la manière dont la pression est supportée. Il faut plus de précautions et souvent plus de diplomatie pour les femmes névropathes que pour les autres malades; chez elles, la sensibilité est vive, le moindre contact est pénible, il n'y a pas lieu de compter sur une ferme résolution de leur part, quels que soient leur désir d'être guéries et leur confiance dans la méthode. Pour le cuir chevelu, l'opulence même de la chevelure est un obstacle ; on est parfois obligé de tracer avec le ciseau une ligne imperceptible et correspondant au trajet du nerf endolori qu'il faut masser.

Ne laissez jamais espérer un soulagement instantané après chaque séance ; j'ai vu plusieurs patients éprouver un peu de déception sur ce point : je les traitais au moment de l'accès et celui-ci persistait. La seule différence existant entre leur état avant et après le massage, c'est que dans la seconde condition, ils éprouvaient une sensation d'engourdissement de toute la tête. Au bout d'une ou deux heures seulement, ils étaient quelquefois franchement soulagés mais cela n'arrive pas toujours.

La séance dure de 15 à 20 minutes. Le massage se fait avec le pouce ; au début, on se fatigue très vite et l'on est plus d'une fois obligé d'interrompre ; par l'exercice, on arrive à s'habituer. Il faut toujours faire les frictions de la périphérie vers le centre, dans le sens du courant lymphatique. On n'a souvent raison que par le pétrissage des foyers qui se trouvent sur le bord supérieur du trapèze. Le traitement, parfois douloureux au début, est bien supporté après une quinzaine de séances, par suite de la diminution des accidents inflammatoires et de la douleur contusive locale ; plus les foyers sont durs, plus il faut d'énergie dans le massage. Pour les nerfs, il est bon de faire d'abord une friction simple, puis une pression accompagnée de trépidation. Comme l'ont fait remarquer très justement Bergmann et Helleday, dans leur travail sur le massage, publié en 1873, on augmente d'abord l'irritabilité nerveuse ; puis celle-ci diminue et disparaît. La sensation douloureuse du début ne correspond point, comme on pourrait le croire, à une augmentation de vitalité des nerfs, c'est le premier stade de la fatigue ; au stade plus avancé, l'irritabilité diminue ; il est donc bon de graduer comme nous l'avons dit, les manipulations, pour en arriver là le plus vite possible : effleurage, pression simple, pression vaec trépidation. Au niveau de l'émergence du sus-orbitaire, on masse latéralement de haut en bas, surtout quand il existe des altérations de périnevrite. Il est impossible de rien dire pour les ganglions sympathiques. C'est la susceptibilité individuelle qui règle tout, le supérieur et le moyen sont faciles à trouver ; pour ce dernier, qui est plus ou moins engagé sous le sterno-mastoïdien, il est bon de faire tourner la tête du côté opposé. L'inférieur à cheval sur le col de la première côte est moins accessible, j'ai eu rarement jusqu'ici à faire porter le massage sur lui.

Après la guérison on doit compter encore avec des retours offensifs ; cette circonstance est heureusement exceptionnelle, sur quatre-vingts cas environ je ne l'ai notée qu'une quinzaine de fois. En général les symptômes sont moins prononcés et moins pénibles que lors de la première attaque : cela tient à ce que les foyers sont moins nombreux qu'au début ; à ce qu'ils ne se sont que partiellement reproduits. La durée du traitement (15 jours à 3 semaines) est plus courte que la première fois. Chez deux malades seulement j'ai été obligé de recommencer deux fois ; à la fin, j'ai eu raison de tout.

CHATEAUROUX. — TYP. ET STÉRÉOTYP. A. MAJESTÉ.

www.ingramcontent.com/pod-product-compliance
Ingram Content Group UK Ltd.
Pitfield, Milton Keynes, MK11 3LW, UK
UKHW020412230726
13925UKWH00004B/1382

9 782014 038392